TOQUE TERAPÊUTICO

TOQUE
TERAPÊUTICO

Dolores Krieger

TOQUE TERAPÊUTICO

NOVOS CAMINHOS DA CURA TRANSPESSOAL

Prefácio de
JEANNE ACHTERBERG

Tradução de
ANÍBAL MARI

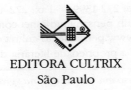

EDITORA CULTRIX
São Paulo

Título do original:
Therapeutic Touch
Inner Workbook

Copyright © 1997 by Dolores Krieger.

Edição
1-2-3-4-5-6-7-8-9

Ano
98-99-00

Direitos de tradução para a língua portuguesa
adquiridos com exclusividade pela
EDITORA CULTRIX LTDA.
Rua Dr. Mário Vicente, 374 — 04270-000 — São Paulo, SP
Fone: 272-1399 — Fax: 272-4770
E-mail: pensamento@snet.com.br
http://www.pensamento-cultrix.com.br
que se reserva a propriedade literária desta tradução.

Impresso em nossas oficinas gráficas.

Para Fritz, que me ensinou que a vida
é uma brincadeira (em sânscrito, *lîlâ*),
e para Dora, que me ensinou a rir.

SUMÁRIO

Ilustrações 11
Prefácio, por Jeanne Achterberg, Ph.D. 13
Prólogo e Agradecimentos 17

Introdução 23
Por Que Eu Quero Ser um Agente de Cura? *Explorações do Ser 1. Diálogo na Caverna.*

Capítulo 1. A Humanização da Energia 29
Uma Questão de Energia. *Explorações do Ser 2. Padrões de Energia: Um Libreto Sobre Toque Terapêutico.* Intencionalidade: O Fator Necessário do Campo Mental. *Explorações do Ser 3. Sobre o Estar Presente: Um Exercício de Intencionalidade.* Reconhecimento do Padrão do Campo de Energia Vital. Uma Breve Relação das Informações Essenciais Sobre o Processo do Toque Terapêutico. *Explorações do Ser 4. Exercitando o "Deep Dee", Parte 1.*

Capítulo 2. O Panorama do Toque Terapêutico 44

Centralização: Um Forte Aliado do Processo do Toque Terapêutico. Características da Centralização da Consciência. A Centralização Como um Ato de Interioridade. Os Sinais do Toque Terapêutico: Uma Linguagem do Futuro. *Explorações do Ser 5. A Lição dos Sinos.* Avaliação dos Campos de Energia Vital. *Explorações do Ser 6. Fatores Significativos da Experiência Relatados Pelo Agente de Cura Durante a Fase de Avaliação do Processo do Toque Terapêutico.* O Reequilíbrio do Campo de Energia Vital. *Explorações do Ser 7. A Visão de Mundo do Toque Terapêutico.* As Bases Teóricas da Cura Contemporânea.

Capítulo 3. Centros de Consciência Humana 62

Os Chakras como Mestre. Um Estudo da Compaixão. *Explorações do Ser 8. O Guerreiro da Cura, um Exercício de Compaixão. Explorações do Ser 9. O Jogo do Toque Magnético.*

Capítulo 4. A Realidade dos Chakras 75

Os Chakras Como Centros de Consciência. Os Nádis Como Canais de Energia Humana. Os Chakras Principais no Campo de Energia Vital. Os Chakras e o Seu Papel na Saúde e na Doença. O Nível Suprafísico. *O Chakra do Topo da Cabeça. O Chakra do "Terceiro Olho". O Chakra da Garganta. O Chakra do Coração. O Chakra do Plexo Solar. O Chakra do Baço. O Chakra da Raiz.* O Campo Psicodinâmico. O Campo Conceitual. Dicas e Sugestões. Visualização. Meditação. Curadores e Cura. Descrições no Nível Suprafísico. *Diversos Estágios de Anestesia e Recuperação. Efeitos de Tranqüilizantes.* Resumo e Conclusões. Para Reflexão.

Capítulo 5. Prana: A Energia Que Nos Ajuda a Curar 100

A Noção de Energia Humana. O Mantra Silencioso. A Corrente de Energias Vitais. Os Subsistemas do Prana. Como o Toque Terapêutico Usa os Subsistemas do Prana. Os Constantes Indícios do Campo de Energia Vital. Os Indícios Como Comunicação. As Bases Hipotéticas. A Cura Como Metanecessidade. A Hipótese do Mantra Silencioso na Cura. Resumo. Algumas Palavras Adicionais.

Capítulo 6. O Toque Terapêutico Como um Tipo Diferente de Inteligência 123
A Realidade Constante. O Toque Terapêutico: Um Modelo Vivo de Trabalho Interior. *Explorações do Ser 10. Evidências Naturais de Estados Emocionais.* Projetando Emoções Durante o Toque Terapêutico. A Identificação dos Padrões de Energias Humanas. A Sensibilidade aos Sinais no Campo de Energia Vital. *Explorações do Ser 11. Idéias Seminais.* A Validade do Toque Sem Contato. Os Efeitos do Toque Terapêutico no Terapeuta. Os Universos Diferentes do Agente de Cura e do Paciente. A Realidade do Transpessoal.

Capítulo 7. Aspectos Dinâmicos do Processo do Toque Terapêutico 146
Os Aliados da Cura. Os Aliados da Autocura. O Toque Terapêutico Como uma Experiência Crescente de Conhecimento Pessoal. Modificadores da Energia Vital. A Intencionalidade Como Fator Causal. *Explorações do Ser 12. O Uso Pessoal da Intencionalidade.* A Intencionalidade Está Subordinada às Habilidades do Toque Terapêutico. *Explorações do Ser 13. A Modulação Como uma Habilidade do Toque Terapêutico.* O Alisar Como um Ato Específico de Intencionalidade. Implicações da Reação de Relaxamento. A Eficácia do Toque Terapêutico no Controle do *Stress.* As Habilidades do Toque Terapêutico Com Relação à Síndrome de Fadiga Crônica. Para uma Compreensão da "Pessoa Inteira". O Reconhecimento do Ser Interior. O Uso da Intencionalidade Como Meio de Acesso ao Ser Interior. O Apoio à Autocura.

Capítulo 8. A Conexão Natural do Toque Terapêutico .. 175
O "Deep Dee". O Uso Intencional dos Chakras. *Explorações do Ser 14. "Prestando Atenção" ao "Deep Dee", Parte 2.* Sugestões Para o Uso do "Deep Dee", Parte 2. *Auto-Exploração*

do *Chakra do Coração. Auto-Exploração do Chakra da Garganta. A Integração dos Chakras: Uma Auto-Exploração da Compaixão.* Elevação da Consciência a Serviço da Cura. *Explorações do Ser 15. Fazendo o TT Com um ET: O Encontro Com um Venusiano.* A Validade da Compaixão. O Toque Terapêutico Como um Ato Transpessoal.

Capítulo 9. O Toque Terapêutico Como Força Social 194
O Toque Terapêutico na Comunidade. O Toque Terapêutico na Família. O Toque Terapêutico Como Força Social. O Toque Terapêutico no Exterior. O Alcance do Toque Terapêutico nas Américas. O Toque Terapêutico em, Situações de Emergência. Ensinando o Toque Terapêutico a Parentes do Paciente. A Co-terapia na Comunidade. A Combinação do Toque Terapêutico Com Outras Terapias. O Toque Terapêutico e as "Outras Raças". As Forças Sociais Que Possibilitaram a Difusão do Toque Terapêutico no Mundo. Uma Pergunta Significativa Merece Muitas Respostas.

Apêndice A. Sugestões Para Analisar Seu Diário de Trabalho Interior 209

Apêndice B. Hospitais e Instituições de Saúde Onde o Toque Terapêutico é Praticado 211

Apêndice C. Escolas Onde o Toque Terapêutico é Ensinado 225

Glossário 238
Bibliografia 240

ILUSTRAÇÕES E QUADROS

FIGURA 1: Sinos tibetanos 50
FIGURA 2: Irradiação da energia de compaixão dos chakras
do coração e da garganta 69
FIGURA 3: Seqüência magnética, passos 1-6 71
FIGURA 4: Seqüência magnética, passo 7 72
FIGURA 5: A relação dos cinco chakras com dermatomas
nervosos específicos do corpo físico 80
FIGURA 6: Subsistemas do prana 106
FIGURA 7: Terapeuta e paciente na aplicação do Toque
Terapêutico 109
FIGURA 8: Avaliando a energia dos sacos "misteriosos" 135

QUADRO 1: Os universos diferentes do terapeuta e do
paciente 142
QUADRO 2: Cores visualizadas durante a modulação do
Toque Terapêutico 160
QUADRO 3: Lista das Habilidades do Toque Terapêutico
apropriadas para sessões iniciais relacionadas
com sintomas da Síndrome de Fadiga Crônica . 172

PREFÁCIO

Quando Dee Krieger me telefonou e perguntou se eu gostaria de escrever o prefácio para seu novo livro, fiquei humildemente deslumbrada e respondi muito rápido que eu não lhe poderia recusar nada. A visão dela tem dado uma imensa contribuição ao mundo da saúde. A técnica do Toque Terapêutico é muito mais do que um sistema de regras de conduta para ajudar a estimular a recuperação da doença; é também uma maneira de valorizar a condição humana que tem estado ausente da medicina moderna há muito tempo. E ainda mais, sua obra oferece para os profissionais da medicina uma experiência excepcional — que investiga e respeita a verdadeira natureza do curador. Há ainda uma outra perspectiva na obra de Dee, planejada ou não planejada: como enfermeira, ela tem servido de guia para uma nova dimensão de sua profissão que tem tido repercussões no mundo todo. Devido ao seu *status* ímpar na Universidade de Nova York, ela tem inspirado as pesquisas, assim como novas aplicações clínicas, na profissão de enfermagem.

Minha primeira experiência com o trabalho de Dee ocorreu por volta de 1978, quando participei de uma das antigas conferências patrocinadas pela Nurse Healer's Cooperative na cidade de Nova York. Na tradicionalíssima escola médica onde servi como membro do conselho, o Toque Terapêutico não era exatamente uma expressão familiar, e eu nada sabia de sua base conceitual. O que eu de fato soube, quando olhei para o público de várias centenas de pessoas que assistiam à conferência de Dee, foi que havia uma qualidade inefável no comportamento delas que era bastante incomum. E entendi imediatamente que se algum dia precisasse de ajuda ou de cura, eu queria alguém para estar comigo, durante o período da crise, com aquelas características, quaisquer que fossem.

Neste livro, Dee descreve a experiência fenomenológica de alguém que pratica o Toque Terapêutico. Ela descreve aqueles aspectos do curador que tanto me encantaram e intrigaram anos atrás. A autocentralização para se estar totalmente presente com a pessoa que busca a cura e a concentração intencional da atenção podem muito bem estar no âmago de todas as intervenções de cura, com todos os outros instrumentos, habilidades e medicamentos, que são meramente o veículo observável de transmissão da própria cura.

A capacidade de inter-relação humana é uma força surpreendente. Não somos de maneira nenhuma bondosos na presença uns dos outros. Nossos relacionamentos com os outros nos tornaram muito doentes. Está sendo acumulada uma enorme quantidade de pesquisas que dão a entender (coisa que culturas mais antigas já sabiam perfeitamente) que elos invisíveis nos ligam numa teia cósmica gigante. Nossos pensamentos e emoções parecem viajar, independentemente de tempo ou espaço, e dançar através dos sonhos, da idealização desperta e, até, dos corpos físicos das outras pessoas. Nossa tarefa consiste agora em trazer este fato à consciência e ficarmos alertas e cônscios da natureza profundamente sagrada do relacionamento humano. Em nenhuma outra parte é esta responsabilidade mais importante do que no setor de saúde. O trabalho que Dee descreve é um puro ato de salientar o papel do relacionamento entre duas ou mais pessoas no foro da cura.

PREFÁCIO

Este livro é um manual de exercícios esotéricos, como seu título indica, e ele está repleto de ricas contribuições experienciais. Trata-se ainda de um manual de exercícios esotéricos de uma espécie diferente: ele desafia o intelecto, estabelecendo uma relação contextual entre as informações e pesquisas modernas e os antigos e duradouros sistemas de pensamento encontrados em muitas tradições espirituais e esotéricas. O conceito de energia, por exemplo, é uma das áreas mais controvertidas (e portanto instigantes) do sistema de saúde alternativo (ou complementar), incluindo certamente o Toque Terapêutico. Para apreender sua natureza, é essencial examiná-lo a partir de uma perspectiva básica de pesquisa, a partir da experiência pessoal e da preciosa fonte da sabedoria perene, conforme fez Dee.

O trabalho que está descrito com tanta lucidez nas páginas deste livro vai transformar muitas vidas. Ele transformou a minha.

Jeanne Achterberg, Ph.D., é a coordenadora principal de *Alternative Therapies in Health and Medicine,* autora de *Imagery in Healing* e *Woman as Healer,* co-autora de *Rituals in Healing* e membro do conselho de administração do Saybrook Institute, San Francisco.

PRÓLOGO E AGRADECIMENTOS

Toque Terapêutico é uma exploração pessoal do ato de cura, tal como o percebemos através da prática do Toque Terapêutico. Este livro de "exercícios interiores" se concentra nesse amplo âmbito da experiência, pressupondo que o leitor já tenha conhecido outros livros sobre Toque Terapêutico e posto essas informações em prática[1].

No Toque Terapêutico, assim como nas artes marciais, as pessoas que fazem o papel do curador precisam ser mais do que mestres de técnicas; elas devem ser mestres de si mesmas. As técnicas, de fato, constituem o aspecto menos importante do Toque Terapêutico. O domínio de si mesmo é motivado por uma contribuição singular do Toque Terapêutico, na qual o terapeuta centraliza sua consciência a partir do momento em que se envolve

---

1. Por exemplo, D. Krieger, *O Toque Terapêutico: Versão Moderna da Antiga Técnica de Imposição das Mãos* (São Paulo: Editora Cultrix, 1995); D. Krieger, *Therapeutic Touch: How to Use Your Hands to Help or to Heal* (Nova York: Simon and Schuster, Prentice-Hall Press, 1979).

com o Toque Terapêutico. Entretanto, ao contrário de outras modalidades de cura que usam suas técnicas em série, os processos do Toque Terapêutico implicam um trabalho paralelo; isto é, o terapeuta permanece centrado do começo ao fim do processo de interação do Toque Terapêutico, mesmo quando utiliza as técnicas de cura integral do processo do Toque Terapêutico. Inegavelmente, é esta constante sensibilidade às esferas superiores do ser interior que dá legitimidade ao Toque Terapêutico. Ao mesmo tempo, este ato de interiorização marca de maneira indelével a vida íntima da pessoa nele envolvida. Essa transformação sutil oferece oportunidades para que o terapeuta perspicaz ponha em prática habilidades potenciais quando, com estima e compaixão, está a serviço dos necessitados. Tem sido pouco estudado este âmbito pessoal do Toque Terapêutico, no qual o profundo poder de compaixão se revela a uma sociedade pragmática que, em grande parte, desconhece a incrível força do ser interior. *Toque Terapêutico* é uma tentativa de se chegar a uma compreensão mais nítida do alcance interior do momento de cura. Ele examina o espaço interior de ação do curador por meio de imagens criativas, metáforas, analogias e, sobretudo, por meio da experiência de exercícios específicos destinados a questionar o terapeuta cuidadoso e experiente. Intercalamos diálogos com o leitor sempre que noções fundamentais para o conhecimento da experiência do Toque Terapêutico são levadas em conta. Um dos objetivos do livro é aprofundar a percepção consciente da jornada empreendida pelo terapeuta que pretende ser curador. Sua finalidade é também reforçar a eficácia do ensino e da prática do Toque Terapêutico; sugerir temas satisfatórios e criativos para pesquisas futuras e desenvolver a teoria de embasamento do Toque Terapêutico como uma prática de cura e como uma excepcional possibilidade de crescimento pessoal.

• • •

Toque Terapêutico é uma obra cuja realidade interior evoluiu nos últimos seis ou sete anos; contudo, apenas recentemente é

PRÓLOGO E AGRADECIMENTOS 19

que entendi sua mensagem. As coisas aconteceram da seguinte forma: freqüentemente, no meio de uma palestra ou aula, quando eu estava prestes a introduzir alguma informação sobre o alcance mais profundo do Toque Terapêutico, minha mente enviava-me rapidamente um forte sinal de alerta. Verbalizado, ele significava algo assim: "Diminua o ritmo, Krieger. Dê a eles (os estudantes) permissão para que suas próprias práticas do Toque Terapêutico tragam, por si mesmas, essas idéias à tona. Dê-lhes a oportunidade de refletir cabalmente sobre essas idéias. Não os apresse, não os pressione; dê a eles tempo para assimilar a própria experiência."

Há cerca de dois anos apenas é que me dei conta de que o surpreendente AH-HA! que eu ouvia não era "deles", era *meu*. Era eu quem devia reconhecer e compreender suficientemente bem o conteúdo mais profundo da experiência do Toque Terapêutico para poder ensiná-lo corretamente no seu contexto apropriado. Esse desafio me permitiu estudar em detalhe a dinâmica desta íntima relação entre curador e paciente, testar as idéias que afloravam em aulas e seminários subseqüentes, analisar os resultados e registrar minhas descobertas em forma de manuscrito. A redação do manuscrito implicou permitir que a análise rigorosa e a liberdade de criação convivessem dentro de mim. Isso resultou em confronto pessoal, em profunda satisfação e em emocionante dedicação a essa causa. Associo o estado de ânimo que então se desenvolveu com outras experiências profundas de meditação; e, assim como acontece com essas experiências meditativas, também senti nas percepções daí resultantes que houve uma significativa ampliação das fronteiras do meu pequeno mundo.

Refletindo sobre essa jornada, percebo que tenho uma enorme dívida pessoal para com várias pessoas. De decisiva importância para a presente obra é F. L. Kunz, que me ensinou a reunir uma grande quantidade de fatos correlacionados, a descobrir os princípios fundamentais que os unem e a deduzir, a partir desses princípios, conceitos que integrassem e elucidassem as muitas idéias latentes na massa inicial de informações.

Do ponto de vista pessoal, agradeço também a Emily B. Sellong, que me encorajou desde o início, nas minhas buscas de métodos de cura, a descobrir minha própria interpretação da vida, e, como diria, a "segurá-la na mão com leveza".

Terceiro, mas o mais importante, agradeço a Dora Kunz, que me orientou, inspirou e apoiou, e realmente ensinou-me a rir, sobretudo das minhas próprias absurdidades um tanto estranhas. Nos últimos vinte e cinco anos este relacionamento tem sido a fonte de ilimitado prazer e de franco orgulho para mim por ter desenvolvido com ela o Toque Terapêutico.

No lado profissional, tenho o prazer especial de agradecer a Jeanne Achterberg, Ph.D., cuja viva compreensão da cura como um ato de compaixão que junta a mente e as emoções na procura de um viver harmonioso que denominamos saúde tem mostrado o caminho para interpretações únicas dos processos interiores pelos quais se alcança esse estado. Suas diversas pesquisas, particularmente relacionadas a pessoas com câncer, demonstram claramente o grau inesperado em que os mistérios do inconsciente podem estar envolvidos na causa da autocura. Ela representa um modelo de excelência na pesquisa e na ação para muitos de nós nestes últimos tempos "entre parênteses", e fico muito orgulhosa de que ela tenha escrito o prefácio deste livro.

Gostaria também de agradecer o apoio editorial de Barbara e Gerry Clow, que me ensinaram o valor de uma vírgula bem colocada, a força de uma frase de efeito e a "propriedade" de um ponto final no momento certo!

Sou grata a Sarah F. Zarbock pela especial supervisão dos aspectos técnicos do livro que dizem respeito a correlações fisiológicas, e também a Patricia Stewart pelo talento artístico em traduzir idéias vagas em ilustrações gráficas. Jody Winters, publicitária da Bear & Company, nunca deixa de me assombrar e deliciar pela excelência de seus padrões e pelo brilhantismo de seu trabalho. Expresso também minha gratidão pela amizade e pelas gentilezas da equipe da Bear & Company.

Quero ainda prestar um tributo especial à Nurse Healers-Professional Associates, Inc., por permitir o uso de sua relação de escolas onde o Toque Terapêutico é ensinado e de hospitais e centros de saúde onde ele é praticado. Em particular, agradeço a

PRÓLOGO E AGRADECIMENTOS

Janet Ziegler, coordenadora do NH-PA, e a Barbara Denison, diretora de programas e de educação, que tornaram isto possível. Também aprecio os talentos de Nancy Lehwalder, musicoterapeuta, que me ajudou a entender os motivos técnicos da harmonia dos sinos tibetanos usados no "Exercício do Ser 5: As Lições dos Sinos".

Por último, como sempre, quero agradecer às gerações de "Adeptos de Krieger" com os quais aprendi muito, mesmo quando os ensinei.

Dolores Krieger, Ph.D., R.N.
"The Rockery"
Columbia Falls, Montana
Julho de 1996

Janet Ziegler, coordenadora do NH-HA, e a Barbara Denison, diretora de programas e de educação, que continuam tão possível. Também aprecio os talentos de Nancy Fairweather, musicoterapeuta, que me ajudou a entender os motivos técnicos da harmonia dos sinos tibetanos usados no "Exercício do Ser 5: As Luzes dos Sinos".

Por último, como sempre, quero agradecer às gerações de "Adeptos de Krieger" com os quais aprendi muito, mesmo quando os ensinei.

Delores Krieger, PhD., R.N.
"The Rockies"
Columbia Falls, Montana
Julho de 1996

INTRODUÇÃO

POR QUE EU QUERO SER UM AGENTE DE CURA?

Por que eu quero ser um agente de cura? Por que eu quero ser um agente de cura? O refrão ressoa em minha mente com ritmo persistente. Firmemente impelidos, os músculos tensos dos meus membros passam alternadamente da contração para a dilatação e, depois, se contraem e se dilatam de novo enquanto eu galgo metodicamente a montanha. Como se impulsionados para a frente por um relógio interior, num passo cadenciado, com dificuldade e por vezes desajeitado, meus membros procuram um após outro pontos de apoio escondidos naquele declive liso e escarpado, as pontas dos dedos das mãos e dos pés buscando alavancar-se nas raízes de árvores expostas ou na rocha enterrada. Como uma dança ritual entre uma pessoa impassível e um espírito que busca, essa pergunta insistente, com sua cadência abrupta, impele meu corpo para cima, em direção ao cume.

O suor do esforço de vez em quando escorre pelas sobrancelhas e pinga dentro das órbitas oculares no meu rosto virado para cima, de modo que eu calculo cada próximo passo através da névoa indistinta dos meus próprios fluidos corporais. Eu me viro e tomo consciência de você, leitor, que assim como eu talvez esteja numa busca interior. Faço uma pausa e convido você a se juntar a mim para, por meio de um processo orientado de imagens, procurar uma resposta pessoal a essa imutável pergunta: *Por que eu quero ser um agente de cura?* Em seguida, pretendo refletir sobre algumas hipóteses e inferências importantes que poderiam ser aproveitadas para ajudar a tornar racional, ou pelo menos compreensível, o envolvimento pessoal no ato de cura, como um modo de vida.

A visualização orientada pode ser um instrumento excelente para se chegar a recantos da psique que freqüentemente escapam ao confronto direto. Vou usá-la muitas vezes neste livro de exercícios interiores, que para cada um de nós será uma oportunidade de explorar aspectos do ser interior que envolvem a interação de cura.

A única condição prévia para uma fascinante experiência de visualização orientada é que você se permita interagir com as imagens que vêm à tona. Para usar a visualização orientada, como o exemplo que se segue, sugiro que alguém leia as imagens para você enquanto você fica de olhos fechados e acompanha as imagens, ou que as leia em voz alta registrando-as num gravador de fita e depois ouça a gravação enquanto acompanha as imagens. Fale com clareza e num ritmo moderadamente lento para que tenha tempo de acompanhar as imagens mais tarde e responder às sugestões; depois, pare por um momento no final de cada parágrafo para refletir sobre as idéias. Recomendações para fazer um diário de anotações e depois analisar seu conteúdo são encontradas no Apêndice A.

Explorações do Ser 1
Diálogo na Caverna

Material

Caneta, papel e um gravador.

Procedimento

Feche os olhos e reflita: Você ficou interessado no Toque Terapêutico e experimentou algumas de suas técnicas. Descobriu que é capaz de ajudar pessoas e quer saber se deve dedicar mais tempo ao estudo do assunto. Decidindo fazer isto, você compreende que terá de reajustar sua visão de mundo, e talvez mudar seu estilo de vida para aceitar a inevitável vulnerabilidade pessoal a que a preocupação compassiva pelos outros o irá expor. Portanto, você reconhece a necessidade de considerar todos os aspectos da razão por que você quer se tornar um curador antes de tomar uma decisão final. Para que tenha tempo de examinar estas motivações, livre de restrições sociais, você decide ir sozinho, com uma mochila nas costas, para as montanhas mais próximas.

Você faz uma longa caminhada até a área rural e escala resolutamente as montanhas. À medida que vai chegando aos pontos mais altos, as encostas da montanha vão ficando mais íngremes; todavia, a resposta à pergunta: *Por que eu quero ser um agente de cura?* ainda lhe foge, e você persiste na sua escalada.

Você sente o calor do sol nas costas e ouve o tinido do tálus debaixo dos seus pés quando atravessa uma escarpa abrupta. Porém, uma olhada rápida para cima lhe assegura que está quase atingindo o topo da montanha e você persiste, um passo de cada vez, enquanto seus movimentos articulados empurram seu corpo para o cume.

Quando alcança o topo, você afasta um ramo de pinheiro da sua linha de visão e vê, lá embaixo, um longo vale que se estende até os confins da montanha que é o seu objetivo. Varrendo essa montanha com o seu binóculo, você enxerga com nitidez uma clareira em meio aos arbustos no sopé da montanha, e a usa como um ponto de orientação enquanto desce e cruza o vale.

À medida que se aproxima da montanha, você percebe que a estranha formação no sopé da montanha é, na verdade, um terreno escarpado cujas sombras indicam-lhe a profundidade. Você chega mais perto e observa que a escarpa, ao que parece, é o resultado de um deslizamento de rochas que, ao resvalarem, deixaram a descoberto uma caverna. Você tem a intuição de que a caverna contém uma mensagem especial para você, quando dá por si, você já está correndo para a entrada.

Você entra na caverna e então nota que toda a sua apreensão desaparece. A sensação é de que você é bem-vindo e de que já esteve aqui antes. A caverna é fresca e confortável. À medida que seus olhos se acostumam com a luz reduzida para além da boca da caverna, você repara que ela tem paredes altas e abobadadas nas quais estão entalhados muitos símbolos antigos e, acima deles, pinturas antiqüíssimas cujas cores brilhantes ainda vibram.

Você retira a mochila e, usando-a como travesseiro, deita-se no chão fresco para observar as pinturas mais confortavelmente. Deitado de costas, com um suspiro você recebe com alegria a brisa leve que sopra das profundezas da caverna, trazendo o som suave de água gotejando numa poça, e por um momento você escuta atentamente a música desse gotejar rítmico.

Agora você volta toda a sua atenção para os símbolos e as pinturas. Enquanto está deitado ali, você entra profundamente para dentro de si, centraliza sua consciência e, deixando-se ficar nesse lugar tranqüilo, observa-os com objetividade e em detalhe.

Como você descreveria o seu estado de ânimo?

Seu corpo está tendo alguma reação aos símbolos na parede? Você é capaz de interpretar a linguagem sutil do seu próprio corpo?

Consegue entender o que as pinturas estão lhe dizendo? Elas o fazem lembrar de alguma experiência que você já teve? Ou lhe trazem à lembrança alguém que você conhece?

Deixe que as imagens flutuem pela sua mente e lhe tragam as respostas sem achar que tem de reivindicar qualquer coisa, a não

Introdução

ser que uma resposta contenha um significado inequívoco para você. Apenas relaxe por alguns instantes, olhe para as pinturas na parede da caverna e deixe sua mente trabalhar por você.

Agora considere ainda: Se você pudesse ter uma pergunta respondida neste momento, qual seria essa resposta? Leve alguns minutos para explorar esta possibilidade, talvez dialogando com uma outra pessoa que você sinta que possa estar compartilhando esta experiência com você.

Quando houver terminado seu diálogo interior e enquanto conserva na memória o que aprendeu, mova lentamente os pés e depois as mãos, volte no tempo e anote no diário suas impressões.

Você já tem alguma dica de uma resposta à pergunta: *Por que eu quero ser um agente de cura?* Pretendo analisar as implicações desta pergunta nas páginas seguintes. Está interessado? Junte-se a mim!

1

A Humanização
da Energia

Uma Questão de Energia

"Parecia que ondas pulsantes de energia me percorriam. Eu sentia força, como se alguém estivesse postado atrás de mim, apoiando-me. A impressão era de que o meu corpo estava estabilizado, de que eu tinha mais controle sobre ele. Achei que nunca mais me sentiria daquele jeito. Foi como se eu recuperasse a vida."

Ela estava descrevendo-me como se sentira quando eu fiz o Toque Terapêutico um dia depois que ela tivera um derrame cerebral. Desde então havíamos feito sessões regulares de tratamento de Toque Terapêutico. Contudo, quando começamos o tratamento, oito dias antes, a hemiplegia que o médico diagnosticara tinha tido o efeito de um golpe devastador para essa mulher independente. Enquanto ela falava, fixei a atenção no lado esquerdo do seu rosto, onde uma semana atrás os músculos faciais ficaram tão flácidos que ela não conseguia reter comida na boca quando mastigava nem articular as palavras. Agora, seus músculos faciais estavam novamente simétricos, sua pronúncia clara e sua hemiplegia e senso de equilíbrio tinham melhorado bastante para que ela pudesse sair da cama e sentar numa cadeira de rodas com um mínimo de ajuda. Mais tarde, nesse dia, desci até a praia com meus cães. Enquanto eu os observava brincar um com o outro, caminhando pela praia, meus pensamentos continuamente voltavam àquela conversação anterior. Minha mente se concentrava, particularmente, na expressão "ondas pulsantes de energia". Eu praticava o Toque Terapêutico havia vinte e três anos, desde que minha colega, Dora Kunz, e eu o desenvolvemos pela primeira vez. Eu sempre pensara na cura como um potencial inato que todo mundo, com poucas exceções, poderia aprender a concretizar. Ao longo dos anos, extensas pesquisas e provas clínicas tinham me convencido de que, em casos apropriados, o Toque Terapêutico poderia ajudar significativamente os necessitados, e eu passara simplesmente a aceitá-lo como uma extensão de minhas habilidades profissionais. Agora, pela primeira vez, eu percebia com espanto que havia ocorrido uma mudança orgânica durante aquele processo de cura, e que os tecidos corporais tinham, de fato, se realinhado e estavam funcionando normalmente. O mais estranho é que eu achava essa idéia muito desconcertante pois, apesar de estar envolvida na cura que ocorrera, dei-me conta de que não a compreendia em termos da cultura em que vivia. Nestes tempos em que a racionalização é um modo de vida aceito, eu não conseguia explicá-la.

Lembrei-me novamente daquelas palavras: "...uma onda pulsante de energia". Refletindo sobre o que ela dissera, percebi que embora eu pudesse aceitar a sua impressão — ela parecia correta —, eu realmente não sabia o que significava o termo "energia" naquele contexto. Meditando sobre essa idéia, chamei os cães com um assobio e rumei para casa. A questão — *O que é realmente energia?* — ainda pairava nos meus pensamentos.

EXPLORAÇÕES DO SER 2

PADRÕES DE ENERGIA: UM LIBRETO SOBRE TOQUE TERAPÊUTICO

A energia é ubíqua. Como Einstein disse, $E = mc^2$; ela está em toda parte e em tudo. Seu aspecto varia — como uma faísca incandescente que é liberada no céu claro, a fumaça preta que sai dos altos-fornos das fundições ou um pedaço de ferro enferrujado que passa despercebido à margem da estrada.

A energia não é só física; ela também percorre todo o espectro da emoção, da imaginação, do pensamento, talvez do desejo. É a matéria pela qual vivemos e pela qual morremos; é a essência de toda experiência.

A energia é tão onipresente que nos tornamos indiferentes à magia de suas múltiplas formas — no momento de divisão de uma massa crítica, em um nanosegundo ou num piscar de olhos, ela pode se transformar em "mil e uma coisas" e, em seguida, mudar muitas vezes.

Na quietude desses momentos, damos diversos nomes aos variados e diferentes tipos de manifestações de energia que são captados nas malhas rígidas do tempo e do espaço — o que, obviamente, não passa de uma ilusão. Para ter uma compreensão das infinitas variedades de formações energéticas, nos próximos minutos solte as rédeas da imaginação e seja sensível às visualizações vívidas que surgirão espontaneamente à mente quando eu lhe recordar algumas das maneiras como a própria energia se forma. Para isso, será melhor que você feche levemente os olhos, e depois apenas "acompanhe o fluxo" enquanto ouve mentalmente as palavras, que alguém deve ler para você ou, então, que você ouvirá gravadas em fita. Deixe que as palavras que está ouvindo lhe mostrem, por si mesmas, a surpreendente escala e a mágica variedade das transformações.

A energia se irradia.
Ela se move velozmente,
irrompe,
impele.
Ela tem projeções,
expansões,
pulsações.
A energia rola em vagalhões.
Forma pequenas ondas dentro de outras maiores,
cujas ondulações se propagam
em vibrações,
tremulações,
iridescências.
A energia se pulveriza e redemoinha.
Seu fluxo incessante
se precipita,
transborda,
reflui.
A energia cria uma miríade
de brilhantes ondulações,
rítmicas marés,
rolando,
torcendo,
girando.
Correntes de um tempo que se escoa,
contraposto ao vazio
da eternidade.

Anote no diário suas impressões e quaisquer comentários que tiver sobre energia e, depois, leia-os para explorar mais a noção de energia.

• • •

Vários dias depois, com essa pergunta ainda me vindo à mente sempre que havia um momento ocioso, mais algumas peças do

A Humanização da Energia 33

quebra-cabeça se encaixaram. Eu estava visitando Carol e Henry, meus vizinhos. Tínhamos dividido as despesas de jardinagem, de pequenos consertos e do corte de lenha nos últimos três anos. Agora ela estava grávida e ambos esperavam ansiosamente a chegada do seu primogênito, prevista para daí a três semanas. Estávamos passando uma tarde chuvosa juntos, endereçando envelopes que em breve portariam o anúncio do nascimento do bebê (Martin, se fosse um menino; Adriana, se fosse uma menina). O bebê estava muito ativo, esticando-se e mudando de posição, e Carol pediu que eu fizesse Toque Terapêutico para ela relaxar, esperando que a criança também se acalmasse. Em pouco tempo a sessão estava consumada, e eu perguntei a Henry se ele gostaria de sentir o campo de energia vital do seu filho. Henry arregalou os olhos e olhou para mim como se eu não batesse bem da cabeça. .

"Venha, experimente", eu disse a ele. "Faça o que lhe ensinei. Apenas centralize-se e avalie o ventre de Carol, exatamente como eu estou fazendo, e me conte o que você está sentindo."

"Faça isso, Henry", Carol insistiu, "Eu quero tanto que você compartilhe esta experiência!"

A insistência surtiu efeito, e Henry lentamente se levantou e caminhou para Carol. Observei-o cruzar o aposento, uma expressão zombeteira no rosto, e depois parar em frente de Carol. Ele cerrou ligeiramente os olhos enquanto centralizava sua consciência e estendia as mãos para o ventre da esposa. Houve um momento de tranqüilidade e, em seguida, os olhos de Henry arregalaram-se de evidente assombro.

"Eu o senti! Eu o senti!", gritou ele, a voz rouca de emoção. "Eu senti o bebê, sem sequer tê-lo tocado!", continuou ele.

˙ Carol ergueu-se e abraçou-o, e os dois descreveram sua experiência em rompantes de frases e locuções ditas pela metade, em mútua compreensão.

Mais tarde, enquanto caminhava para casa, pensei naquele inesperado e feliz momento. Uma nova vida estava prestes a nascer. Um ser individual com pulmões vigorosos e características únicas iria em breve anunciar-se à vizinhança, mas por enquanto o bebê ainda continuava a ser um mistério silencioso envolto num útero protetor, o que é um outro enigma. Repetindo o comportamento de gerações de seres humanos que haviam assistido ao florescimento da gravidez durante eras, maravilhei-me com a verdadeira graça que acompanha o período pré-natal.

Enredada nesses pensamentos sobre o maravilhoso drama do nascimento, uma outra parte do meu cérebro vislumbrava a idéia racional de que a única coisa que assinalaria decisivamente a existência da criança seria a vitalidade — a energia humana viva. Intrigada, persegui essa idéia. *De que modo o processo da vida incorpora os tipos de energia que definem a própria vida? De que modo a energia entra no ser físico e lhe dá vida?*

Um sentimento de culpa por provavelmente não ter dado a devida atenção a este assunto quando ele fora abordado nos estudos de graduação me arrastou até a minha estante de livros. Eu tinha certeza que os textos sobre bioenergética me dariam a resposta.

Li que a bioenergética trata dos mecanismos pelos quais a energia utilizável é gerada, transferida e manipulada para realizar trabalho em sistemas biológicos. Enquanto eu prosseguia essa pesquisa, percebi que uma chave importante para a resposta seria encontrada no insólito entrelaçamento da estrutura molecular da proteína que possibilita que ela funcione como uma espiral em três dimensões. Logo, confirmou-se uma intuição parcialmente desenvolvida de que seria a água — a fonte da vida — que influenciaria a geração da espiral da proteína.

A espiral é posta em movimento pela troca de calor quando moléculas de água colidem com a proteína e fazem com que a espiral de proteína oscile. Esta oscilação passa repetidamente de um estado de expansão a um estado de contração e, nas duas extremidades de seu ciclo, há uma constante conversão entre energia cinética e energia potencial. Neste micronível pode-se conceber a unidade de proteína como um imenso depósito de energia em três formas intercambiáveis: elétrica, mecânica e química. A teoria diz que quando a molécula de proteína oscila como um pêndulo, as cargas e os dipolos são periodicamente separados e, desta forma, geram energia *elétrica*. Simultaneamente, as posições relativas das moléculas sofrem mudança periódica e, por meio disso, também geram energia *mecânica*. Além disso, ligações químicas estão sendo criadas e rompidas enquanto a oscilação cíclica continua, gerando energia *química*. As proteínas respondem por cerca de 40% da composição do corpo físico; portanto, pude entender que essas inumeráveis microinterações eram capazes de gerar poderosas forças internas a serviço do ser humano. Tudo bem, eu pensei, isso é uma bola de neve. Mecânica, é claro, mas então a situação é esta: Você tinha uma pergunta e, agora, tem uma resposta que pode ser demonstrada em um tubo de ensaio... Tubo de ensaio?, pensei. Tubo de ensaio? Afinal, o que acontecera ao bebê?

Essa inesperada questão induziu o surgimento de uma série de lembranças, lembranças de recém-nascidos que não vicejaram, nascidos prematuramente e sem sinais vitais de saúde, que rapidamente perderam todos os indicadores clínicos críticos apesar da intervenção de heróicos procedimentos médicos. Por isso, haviam sido desentubados e declarados mortos. Em vários casos nos Estados Unidos, enfermeiras que estavam presentes nas unidades de tratamento intensivo neonatais calmamente pegaram o bebê aparentemente morto e aplicaram-lhe o Toque Terapêutico. Não se pode simplesmente ignorar o fato de que num grande número de casos os bebês se recuperaram e sobreviveram. Quando foram restabelecidos os sinais vitais, as crianças foram reentubadas, medicação intravenosa e outras medidas de emergência foram reinseridas e, por fim, os bebês foram para casa, para o seio de famílias felizes.

O que acontecera com as espirais de proteína nesses casos em que o relógio começara a funcionar de novo? A imobilidade e a inércia paralisante se transformaram em um cíclico fluxo e refluxo de vida — por meio de quê? Lembrei-me do processo aparentemente simples de Toque Terapêutico que ocorrera naquelas UTIs neonatais e perguntei a mim mesma: *Onde estava a chave?*

Intencionalidade: O Fator Necessário do Campo Mental

No início do desenvolvimento do Toque Terapêutico, Dora Kunz e eu tínhamos percebido que um conceito fundamental para a sua eficácia consistia em que o terapeuta reequilibrasse energias vitais com intencionalidade. A conotação do termo "intencionalidade" é não só de que a vontade esteja envolvida — por exemplo, no desejo de que o paciente fique curado —, mas também de que há em mente um propósito para o objeto da intenção. A lógica então indicava que o Toque Terapêutico é um ato consciente, cuidadoso, baseado no conhecimento pessoal das funções terapêuticas do campo de energia vital do ser humano. Retomei a imagem de comprometimento presente no processo do Toque Terapêutico e me lembrei de como, por exemplo, as enfermeiras haviam usado energias de cura existentes no ser humano para ajudar aqueles bebês. Um momento de reflexão me fez compreender que fora, naturalmente, a mente que direcionara o fluxo de energia. Impulsionado dinamicamente pela intencionalidade, o relógio pôs-se novamente em movimento, e a espiral de proteína voltara a oscilar através do arco da vida.

Explorações do Ser 3

Sobre o Estar Presente: Um Exercício de Intencionalidade

Procedimento

1. Sente-se ereto, mas sem tensão, numa cadeira ou no chão e coloque a palma de uma das mãos sobre o baixo-ventre, cerca de sete centímetros e meio abaixo do umbigo.

2. Tranqüila e normalmente, respire duas ou três vezes pelo nariz;

A Humanização da Energia   37

enquanto isso, fique atento à expansão e à contração dos seus músculos abdominais durante a respiração:

Inspire — pausa — expire — pausa
Inspire — pausa — expire — pausa
Inspire — pausa — expire

3. Repita o exercício; desta vez, porém, quando expirar, traga a respiração até o baixo-ventre e expire através da mão que ali está posta:

Inspire — pausa — expire através da mão — pausa
Inspire — pausa — expire através da mão — pausa
Inspire — pausa — expire através da mão — pausa

4. Registre sua experiência no diário. Você teve alguma dificuldade em expirar através da sua mão? Qual foi a sensação? Você consegue ainda expirar através do baixo-ventre, mesmo que sua mão não esteja mais lá?

Comentário: Com um mínimo de prática, a maioria das pessoas não terá dificuldade em expirar através do abdômen. Não há necessidade de fazer esforço. Faça isso com naturalidade; sempre que você quiser trazer a atenção para uma determinada parte do corpo como, por exemplo, quando se ferir, toque essa parte e a energia para ajudar a curar o ferimento irá para esse ponto.

No ato de concentrar a atenção com intencionalidade, como é feito no Toque Terapêutico, também levamos energia para uma ou outra área, conforme a necessidade mandar. Portanto, para levar este exercício um passo além:

5. Tente fazer a última parte do exercício novamente; desta vez, no entanto, afaste ligeiramente a mão do seu corpo, de modo que haja um espaço entre a mão e o abdômen, e fique consciente do que está acontecendo no chakra da sua mão quando você expira.

6. Registre sua experiência no diário. Você conseguiu sentir a energia fluir com o chakra da sua mão? Qual foi a sensação?

• • •

Esta experiência não foi cansativa. Por meio deste exercício, você sentiu que a energia fluiu sem esforço para onde a mente a conduziu. É desta maneira simples que o Toque Terapêutico é dirigido intencionalmente para uma área, seja ela parte do seu próprio corpo ou do corpo de uma outra pessoa. Lembre-se novamente dos incidentes relatados acima sobre os bebês prematuros nas unidades de tratamento intensivo neonatais. Podemos reconhecer que as enfermeiras que aplicaram o Toque Terapêutico não eram simplesmente figuras maternas desoladas; suas ações foram orientadas por uma determinada intencionalidade, e elas procuraram ajudar de um modo inteligente. Mais adiante, retornaremos a este exercício aparentemente simples e o examinaremos de um outro ponto de vista.

RECONHECIMENTO DO PADRÃO DO CAMPO DE ENERGIA VITAL

A intencionalidade, durante o ato do Toque Terapêutico, parece ter-se originado dos efeitos singulares do estado de centralização constante da consciência. De alguma maneira, que talvez os mestres da meditação (para a qual a centralização é condição prévia) entendam melhor, manter a consciência centralizada parece transportar a mente para um nível profundo onde os padrões têm algum significado.

A natureza nos fala por meio de padrões. No Toque Terapêutico, a mensagem está em padrões embutidos no campo de energia vital. Nós os reconhecemos como indícios a que damos o nome de "calor", "formigamento", "congestão" e "desritmias", por exemplo. É por meio dos sinais sutis destes indícios que determinamos onde há desequilíbrios no campo de energia vital do paciente.

As energias vitais têm uma tendência a se reunir em grupos ou níveis, de modo que o resultado são padrões energeticamente diferentes. Num nível físico, esses padrões são chamados de "atributos funcionais". Por exemplo, eles aparecem na personalidade como

A HUMANIZAÇÃO DA ENERGIA   39

padrões comportamentais cujas energias se traduzem com especificidade; nós os chamamos de hábitos, disposições emocionais ou estados de humor. Para dar um exemplo, quando captamos a formação de indícios reveladores de depressão, os chakras de nossas mãos têm a sensação de que eles são pesados, inertes, lentos ou congestionados, e sem vitalidade. Reconfiguramos, ou reequilibramos, esses indícios relacionando-os com um princípio oposto. "Esfriaríamos" as áreas onde sentíssemos calor, "liberaríamos" a pressão da congestão, "amorteceríamos" o formigamento, ou ainda "sincronizaríamos" as disritmias no campo de energia vital do paciente.

Evidentemente, é intencionalidade o que estamos usando para direcionar essas energias vitais. Neste caso, a conotação é de que não só há poder e vontade em ação, mas também de que há a participação intrínseca de uma ação consciente, cuidadosa. Podemos até dar um passo adiante, sem no entanto ultrapassar os limites da lógica, e reconhecer que este último aspecto (ação consciente, cuidadosa) pressupõe uma relação inteligente, em um nível "X", entre o ser individual e o objeto do ato pretendido. Isto faz da cura um ato consciente, premeditado, mais do que uma demonstração de impulso instintivo.

Este "livro de exercícios interiores" baseia-se na premissa geral de que o leitor tenha um prévio conhecimento do que já foi escrito sobre o Toque Terapêutico; tenha posto essas informações em prática e, como resultado, tenha adquirido um considerável conhecimento pessoal sobre a interação do Toque Terapêutico. Portanto, como uma preparação útil para o processo profundo que ocorrerá quando você explorar as páginas seguintes, vou relacionar sumariamente as informações fundamentais com as quais a maioria de nós concordaria, com base nas experiências e no conhecimento que temos sobre o Toque Terapêutico.

Uma Breve Relação das Informações Essenciais Sobre o Processo do Toque Terapêutico

O Toque Terapêutico é uma interpretação contemporânea de várias práticas antigas de cura que tratam do uso inteligente das funções terapêuticas do campo de energia vital do ser humano. Dentro deste contexto, o Toque Terapêutico é um ato consciente, baseado num conjunto de conhecimentos derivados da dedução lógica; descobertas das pesquisa clínica e formal; um compêndio da literatura mundial a respeito do uso terapêutico das energias humanas vitais; um conhecimento profundo nascido da experiência, que se transforma, com o tempo, em sabedoria pessoal; e uma intuição posta à prova.

Como já dissemos, no processo maduro do Toque Terapêutico, a cura está ligada ao uso consciente e pleno, por parte do terapeuta, dos fluxos de energia vital, por compaixão em benefício de uma outra pessoa que esteja doente. A cura, então, pode ser considerada como uma humanização da energia.

O Toque Terapêutico só diz respeito às energias vitais. As energias humanas básicas incluem vitalidade, emoção, pensamento, altruísmo e espiritualidade.

O fluxo de energia vital interativo é um aspecto natural de todos os seres vivos. Ele está em movimento constante, controlado, não sofrendo restrições na pessoa saudável.

As condições prévias para que o terapeuta do Toque Terapêutico atue como curador ou como um sistema humano de apoio são que tenha uma motivação compassiva, uma metanecessidade, de ajudar ou de curar aqueles que estão enfermos; a intencionalidade de orientar o paciente para objetivos terapêuticos específicos; e a compreensão de como facilitar essa cura.

O ponto de incursão no processo do Toque Terapêutico é o ato de centralização. O terapeuta permanece centralizado mesmo quando avança para as outras fases do processo do Toque Terapêutico: a avaliação, a reequilibração e a reavaliação do campo de energia vital do paciente.

A Humanização da Energia

O terapeuta do Toque Terapêutico atua como um sistema humano de apoio, orientando e reorganizando o fluxo debilitado e rompido da energia vital do paciente com vistas a que o sistema imunológico do paciente seja estimulado, e a sua recuperação seja reforçada e intensificada.

Agir a partir de um centro de claridade é de importância fundamental, é o que agora podemos reconhecer, pois ao interferir responsavelmente na vida de uma outra pessoa devemos saber por que e como estamos interferindo. Nas minhas tentativas de trazer esta sólida consciência para a prática do Toque Terapêutico, eu procuro seguir algo semelhante ao exercício abaixo, que chamo de "Deep Dee"*. O "Deep Dee" dará a você um estratagema simples, porém elegante, para recordar experiências que poderão ou não ter uma referência temporal específica, quando estiver envolvido no processo de Toque Terapêutico.

Explorações do Ser 4

Exercitando o "Deep Dee", Parte 1

Forma do Exercício

Fases do
Toque Terapêutico :   *O Que Estou Fazendo:*
                               Energeticamente: Conscientemente:

Centralização: ....
Avaliação: ....
Reequilibração: ....
    a) Direcionamento: ....

---

* Literalmente, Dee Profundo. Preferimos manter o trocadilho sonoro, em inglês. A autora explica, mais adiante, a origem desse nome para o exercício que criou. (N. do T.)

b) Modulação: ....
c) Alisamento: ....
d) Outras possibilidades: ......
Reavaliação: ....

Observação : Sua prática futura do Toque Terapêutico, assim como o bem-estar de seus clientes, será moldada pelas suas experiências diárias do Toque Terapêutico. A validade da sua capacidade de cura, e boa parte da confiança que você deposita nela, vão se desenvolver através do conhecimento pessoal, baseado na experiência. Assim sendo, durante as sessões práticas é importante olhar por cima do seu próprio ombro, por assim dizer, e tomar consciência das transformações profundas, interiores, que estão sendo realizadas através da interação do Toque Terapêutico.

Para adquirir um conhecimento progressivo desta dinâmica pessoal, o roteiro de trabalho do exercício "Deep Dee, Parte 1" destina-se a ajudar você a examinar pelo menos dois aspectos desta auto-exploração enquanto estiver aplicando o Toque Terapêutico. Faça a si mesmo as seguintes perguntas (e escreva as respostas para que possa analisá-las posteriormente): O que estou fazendo? Isto é, o que estou sentindo energeticamente enquanto aplico estas técnicas? De que modo estou captando a dinâmica sutil que acontece para além do simples contato com a pele? Que sensações estou tendo e qual é a minha resposta intuitiva a elas? O que está dizendo a linguagem da minha energia vital?

Depois, questione-se um pouco mais a fundo e pergunte: Onde está concentrada a minha percepção? O que está acontecendo na minha consciência e de que modo eu percebo isso? Que impressões estão fluindo através de mim? Que faculdades estão sendo usadas: visualizações? idéias efêmeras? avaliações? recordações profundas? indubitáveis revelações? Que sugestões estou tendo para ajudar esta pessoa em dificuldade?

Comentário: O segredo deste exercício consiste em buscar respostas para estas perguntas ao mesmo tempo em que você permanece centralizado. É como se você estivesse usando os dois hemisférios do cérebro simultaneamente, integrando perfeitamente

A Humanização da Energia

as informações em tempo real de modo que você possa estar totalmente presente, movido pela compaixão de curar ou de ajudar. Evidentemente, o "truque" acima mencionado é um "coiote". Na verdade, estes são pequenos passos. Mas, com a prática sistemática, o que está sendo exercitado é uma atitude de autoconsciência que é orientada para um estágio de auto-realização. À medida que chegar mais perto do seu objetivo, um outro pedaço da resposta à pergunta *"Por que eu quero ser um agente de cura?"* irá se elucidar, e o Vovô Coiote sorrirá.

2

O PANORAMA DO TOQUE TERAPÊUTICO

CENTRALIZAÇÃO: UM FORTE ALIADO DO PROCESSO DO TOQUE TERAPÊUTICO

Vovô Coiote nos convida a olhar e a ouvir cada vez mais fundo, trazendo a plenitude da experiência consciente para o momento presente, permitindo-nos, assim, perceber o processo do Toque Terapêutico a partir de uma perspectiva mais completamente desenvolvida. Além disso, na medida em que o Toque Terapêutico vem ganhando maior aceitação popular e recebendo interpretações variadas, tem havido um ligeiro desvio de suas intenções originais. Sempre vale a pena considerar novas idéias; mas, o que tem sido escamoteado é a inegável fonte de poder do Toque Terapêutico, essa decisiva mudança na consciência conhecida como "centralização".

Para cautelosamente tomar emprestado um conceito da física, ao contrário de outras modalidades de cura que funcionam em série, o Toque Terapêutico funciona em paralelo. Ou seja, o Toque Terapêutico é muito diferente das práticas de cura no sentido

O Panorama do Toque Terapêutico 45

de que primeiro cuidamos deste e, depois, daquele outro aspecto de uma determinada técnica. O Toque Terapêutico, naturalmente, começa com o terapeuta centralizando sua consciência; o processo então avança em paralelo, prosseguindo a centralização mesmo quando o terapeuta está fazendo outras coisas, como avaliar ou reequilibrar o campo de energia vital do paciente. Desta forma, a centralização atua como uma constante aliada de todos os outros processos vinculados à interação do Toque Terapêutico. Uma vez assegurada essa conexão consciente, existe sempre algo ou alguém — dependendo de como você observa o seu ser interior — para conduzir um monólogo ou com quem travar um diálogo reflexivo, quando surgirem problemas durante o Toque Terapêutico. À medida que esta relação se torna uma parte cada vez mais viável da vida, ela traz consigo anseios de criatividade e estímulos à intuição que nos apraz reconhecer como preciosos aspectos do nosso ser real.

Todavia, e infelizmente, há muitos que interpretam falsamente a razão para a centralização durante o processo do Toque Terapêutico, que são levados a crer que um número maior de habilidades tornará sua prática melhor; às vezes quanto mais técnicas, melhor, pensam eles. Na realidade, porém, o Toque Terapêutico tem muita semelhança com as artes marciais, no sentido de que a pessoa que desempenha a função de curador precisa ser mais do que um mestre de técnicas; ela precisa ser mestre de si mesma. Não é aí somente que está a dificuldade, é aí também que reside a magia, o poder de cura do Toque Terapêutico. As técnicas, de fato, são a parte menos importante do Toque Terapêutico. Em um certo sentido, pouco importa onde você põe suas mãos. O que importa é a mestria com que você usa sua mente. Por conseguinte, para ser um mestre de si mesmo, é importante saber quem ou o que é que você domina. No Toque Terapêutico, é o ato de centralização que inegavelmente possui essa chave; é na tranqüilidade que achamos o caminho para explorar nossas habilidades latentes, e é isso que faz do Toque Terapêutico uma experiência de aprendizagem pessoal, sempre desafiadora.

Características da Centralização da Consciência

Estar centralizado não significa estar inerte, imóvel, rígido. Na vida cotidiana estamos constantemente reagindo às outras pessoas, emoções, idéias e acontecimentos. Na centralização ficamos quietos e "escutamos" uma outra linguagem. Nossa atenção vai para a região do coração, onde encontramos nosso próprio centro de paz e o percebemos como um atributo de nosso ser verdadeiro. Constatamos que essa sensação de profunda serenidade é um indício da paz absoluta que encontramos na natureza livre e, com a emoção de uma descoberta pessoal, compreendemos que é através dessas profundas experiências naturais que podemos estar unidos com o universo.

O benefício da centralização, no entanto, não está apenas no seu efeito tranqüilizador. Na cura também é importante aprender a fazer com que um sentido integrado de ser trabalhe para nós, para que, ao percebê-lo, comecemos a saber também como oferecer ao paciente o penhor da aceitação íntima. Para iniciar essa investigação, devemos estar dispostos a reconhecer a existência de vários aspectos da consciência, muitos dos quais jazem adormecidos e latentes dentro de nós, esperando uma oportunidade de ascender à consciência. Quando aceitamos o desafio de realizar essas potencialidades, procuramos ativamente descobrir nossos próprios aspectos latentes. É nessa exploração do ser que a centralização se torna a fonte de validação do processo do Toque Terapêutico. Como, nos perguntamos, isso acontece?

Vários fatores caracterizam essa nítida mudança de consciência. O mais proeminente talvez seja uma quietação psicomotora. Os movimentos corporais se tornam tranqüilos quase ao ponto de uma reação de relaxamento. Não obstante, ficamos extremamente conscientes de que existe à nossa disposição um estado de "escuta" interior que nos permite prestar atenção aos indícios não-físicos presentes no campo de energia vital do paciente. Esse estado é acompanhado por uma sensação de atemporalidade. A maioria das percepções geralmente se acelera, de modo que só na conclusão do processo do Toque Terapêutico é que nos damos conta de

O Panorama do Toque Terapêutico 47

quão pouco tempo se passou na realidade; ou, às vezes, algumas percepções ficam tão lentas que só mais tarde nos surpreendemos ao constatar quanto tempo decorreu.

Ligada a esse estado, há uma sensação de equilíbrio e bem-estar íntimo. A percepção se intensifica e ficamos menos conscientes, ou simplesmente deixamos de ouvir o constante matraquear da mente. Vamos facilmente nos aprofundando na investigação, e este envolvimento do ser se transforma em um "esforço sem esforço" quando bem realizado; ou seja, ele envolve uma forte concentração mental sem acarretar nenhuma, ou muito pouca, tensão.

Com o tempo, identificamos em nós mesmos uma crescente consciência que pode desabrochar em intuição, e aprendemos a confiar nela e a respeitar humildemente a insistente afirmação de poder em seus próprios termos. Muitas vezes, uma certa sincronicidade se introduz nas atividades da vida. Elevadores param e abrem as portas enquanto você caminha pelo corredor, táxis vazios estacionam no meio-fio quando você sai de um edifício, semáforos ficam parados no sinal verde quando seu carro entra na avenida, e seu sentido de ritmo e periodicidade se aguça radicalmente de todas as formas.

À medida que você aprimora novas habilidades e as põe em ação na prática de cura, sua antiga submissão à fortuidade e ao caos do mundo cotidiano vai perdendo força. Quando a sua perspectiva muda, você talvez comece a reconhecer, por trás da cura, os princípios de ordenação que antes não eram visíveis. Alicerçada nessa experiência, sua visão de mundo se transforma, conjuntamente com seu estilo de vida até então desregrado. Ao mesmo tempo, o ego pessoal do terapeuta reformula a sua imagem, tornando-se agora consciente de sua paixão por ajudar os necessitados e do poder da compaixão de mover o imóvel e de mudar o imutável.

A Centralização Como um Ato de Interioridade

Centralizar-se, portanto, não é cair num estado de transe em que praticamos ações inconscientemente, sem saber como nem por quê. A centralização é, na verdade, um estado ativamente consciente. O fluxo de energia vital num estado centralizado de consciência é o oposto do ato de sentir empatia com o paciente, no qual o curador "flui" para o paciente numa tentativa de se identificar e, assim, compreender os sentimentos dessa pessoa. A centralização, ao contrário, é um ato concentrado, refletido, que vem do fundo do nosso ser consciente, onde o fluxo de energia vital acumula forças. É claro que, ao mesmo tempo, o terapeuta do Toque Terapêutico também sente empatia pelo paciente. Assim sendo, podemos dizer que no Toque Terapêutico a energia vital do terapeuta flui, ao que parece, em direções opostas. Contudo, embora isto seja óbvio numa lógica tridimensional, seguramente na esfera multidimensional do não-físico, fatores como energia vital assumem estranhas peculiaridades que demandam regras não-lineares diversas, e essas regras podem ser confirmadas pela experiência.

Ao permanecer centralizado, o curador é capaz de transmitir ao paciente a sensação de paz profunda que pressagia uma rápida (de dois a quatro minutos) reação de relaxamento na medida em que prossegue a sessão de Toque Terapêutico. É esta intensa reação de relaxamento que facilita as reações do sistema imunológico do paciente, assentando as bases fundamentais para os processos de reequilibração do Toque Terapêutico.

Este ato de centralização, ou de "virada" de consciência, nos permite ter mais consciência do nosso ser natural e nos torna sensíveis às forças naturais ao nosso redor. Para chegar a esses recessos profundos dentro de si mesmo, o curioso é que você necessita da sua própria permissão. Uma vez concedida permissão, essas facetas da consciência se revelam totalmente ao seu alcance. De fato, de um ponto de vista evolutivo, elas querem fazer parte ativa da sua vida; mas, como a psicologia nos mostra, elas precisam da sua aprovação consciente para se revelar a você. E vale a pena dar essa permissão, pois o que está em jogo é uma nova percepção e um novo modo de vida.

Quando você chegar a esse ponto, então saberá que o que está trilhando é realmente um novo caminho, uma senda de auto-

O PANORAMA DO TOQUE TERAPÊUTICO   49

realização da sua habilidade de ajudar compassivamente os que precisam. Para o terapeuta que aplica o Toque Terapêutico, esse poder é também necessário, pois é evidente que a compaixão deve ser uma companheira constante daqueles que pretendem curar.

OS SINAIS DO TOQUE TERAPÊUTICO: UMA LINGUAGEM DO FUTURO

No Toque Terapêutico, a arte de "ouvir" — um estado extremamente concentrado e delicado em que o curador se torna aguçadamente sensível aos sinais ou sugestões que derivam de padrões sutis nos fluxos de energia vital do campo do paciente — está implícita no estágio do processo de Toque Terapêutico conhecido como "avaliação". Esse ato de "escuta", naturalmente, provém da experiência do contínuo estado de centralização da consciência mencionado anteriormente. Esses sinais percebidos podem ser considerados metáforas ou analogias do verdadeiro estado de coisas no campo de energia vital do paciente. Com efeito, uma analogia com a própria música poderia explicar o ato de "escuta" por meio do qual se podem captar esses sinais, como acontece no Exercício do Ser 5, "A Lição dos Sinos", logo abaixo.

EXPLORAÇÕES DO SER 5

A LIÇÃO DOS SINOS

Observação: O que é esta arte de "ouvir" com atenção que é característica da avaliação do Toque Terapêutico? É possível simular a experiência de "ouvir" e, assim, praticar essa arte? Vamos tentar!

Material

Caneta, papel e um par de sinos de ressonância, do tipo dos sinos tibetanos ilustrados abaixo (figura 1).

Comentário: As duas seções deste sino têm uma diferença de afinação de um semitom: quando as duas se tocam, uma está no tom de mi e a outra, no de mi bemol. Elas produzem um nítido tom de ressonância, e o retinir dos sinos repercute em ondas, despertando cada som secundário uma reação única no ouvinte.

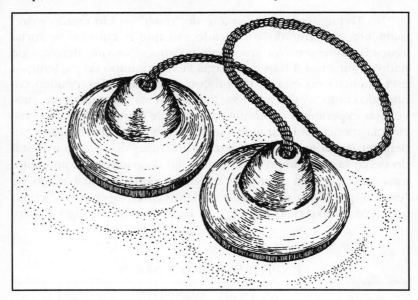

FIGURA 1: Sinos tibetanos.

A atitude de ouvir com atenção que você assume quando a ressonância diminui e, por fim, desaparece gradualmente, enquanto você se esforça por ouvir cada bela nota final, é, de uma maneira análoga, muito semelhante ao sensível, mas vigilante estado de "escuta" assumido quando um terapeuta, durante o Toque Terapêutico, começa a avaliar sutis desequilíbrios no campo de energia

O PANORAMA DO TOQUE TERAPÊUTICO   51

vital do paciente e a mapear isóbaros de delicadas variações nesse território etéreo. Para desfrutar plenamente a experiência, leia as breves instruções abaixo indicadas, decore-as e, depois, concentre-se em ouvir os sinos.

Procedimento

1. Sente-se confortavelmente, segurando os sinos de modo que eles se toquem quando balançados pelas tiras de couro.
2. Feche os olhos ou, de maneira relaxada, olhe para a frente com "suavidade".
3. Centralize calmamente a sua consciência.
4. Bata um sino no outro uma vez e fique atento ao que acontece em sua consciência enquanto ouve o ressoar dos sinos. "Ouça" profundamente, sentindo as vibrações dos sons dos sinos até que se faça silêncio novamente.
5. Descreva o que aconteceu em sua consciência enquanto "prestava atenção" aos sinos. Anote suas impressões e, depois, tente este exercício com outras pessoas e discuta a sua experiência.

• • •

AVALIAÇÃO DOS CAMPOS DE ENERGIA VITAL

Na prática do Toque Terapêutico, os sinais que você pode perceber com os chakras sensíveis da mão assumem várias formas:

• rupturas no fluxo de energia

• deficiência de energia vital e hiperatividade de energia vital

• uma sensação de pressão ou de repleção

• congestionamento, lentidão ou bloqueio do fluxo de energia vital

52 · TOQUE TERAPÊUTICO

- disritmias ou vibrações aleatórias do fluxo
- matizes de temperatura quente ou fria, de natureza tão diferente que se podem claramente identificar variações·
- uma sensação de formigamento ou de ligeiros choques elétricos
- intuições e autodescobertas verdadeiras

• • •

A explicação para os termos às vezes bizarros que esses sinais têm recebido é, em parte, o fato de que a língua inglesa não dispõe de vocábulos ou expressões adequadas para descrever esses fatores percebidos. Esta carência parece, na verdade, estranha, considerando-se que noventa e três culturas no mundo reconhecem a existência de campos essenciais de energia vital humana. Contudo, o fato mais interessante é que no Toque Terapêutico os terapeutas que trabalham com este sistema de sinais conseguem se comunicar e entender uns aos outros, particularmente quando dois ou mais terapeutas avaliam o mesmo paciente e depois comparam suas observações. Esta confiabilidade qualitativa indica que as raízes de um sistema de comunicação válido para a descrição de energias vitais humanas estão crescendo. Esse sistema de comunicação cruza fronteiras geográficas com uma facilidade inesperada.

Ele possui, de fato, verdadeiras nuanças transculturais, pois no momento em que escrevo, o Toque Terapêutico está sendo ensinado com sucesso em setenta e cinco países.

Conforme já assinalei, o principal propósito da avaliação no Toque Terapêutico é compreender a dinâmica da energia vital que foi distorcida no campo do paciente. São estes os sinais que os chakras das mãos do terapeuta captam; em seguida, ele usa este conhecimento para determinar de que modo deve reequilibrar o campo de energia vital do paciente. No entanto, mesmo quando está procedendo a esta interpretação e análise durante o Toque

O Panorama do Toque Terapêutico 53

Terapêutico, o terapeuta busca, consciente e ativamente, embora sem esforço ou tensão, contatar os níveis mais profundos do ser num ato de interiorização, já descrito. Um resultado fortuito do contínuo para ajudar alguém que se encontra doente ou necessitado é que, quando aprendemos a ficar centralizados e a "ouvir", também descobrimos o que é que nos faz ser como somos. Então, um "AH-HA!" ou uma experiência profunda que revela uma potencialidade individual pode recompensar o terapeuta, à medida que estas possibilidades latentes são realizadas no decorrer do tempo. É a partir desta base criativa de conhecimento gradual do ser interior que o terapeuta continua a interagir com os sinais que emergem à sua consciência, vindos do campo de energia vital do paciente, ao mesmo tempo em que procura entender o significado desses sinais que são considerados em relação ao pano de fundo de um novo conhecimento pessoal. Esse campo de investigação auto-interativa torna-se, então, um mundo "real" de exploração pessoal com seu próprio sentido de atemporalidade e de ordem implícita, instalando o palco para representações individuais de padrões de crescimento pessoal.

Os sinais do Toque Terapêutico falam uma língua comum àqueles que tiveram esse tipo de experiências. Para entender o significado dessa experiência, reuni uma série de declarações feitas por estudantes durante um debate em sala de aula, no curso que ministrei sobre "Estratégias de Ensino do Toque Terapêutico". As afirmações (ver abaixo) foram espontâneas; reorganizei apenas a seqüência dos comentários e acrescentei as conexões lógicas.

Explorações do Ser 6

Fatores Significativos da Experiência Relatados Pelo Agente de Cura Durante a Fase de Avaliação do Processo do Toque Terapêutico

Material
Caneta e papel.

Procedimento
Leia em silêncio, ou peça que leiam para você, as seguintes afirmações como uma experiência única, inteira. Faça, porém, uma pausa depois de cada parágrafo e reflita nas conseqüências que essas afirmações trazem para a sua prática do Toque Terapêutico. Registre suas reações no seu diário e analise-as quando tiver terminado o exercício.

Estou centralizado. Sinto-me enraizado, ligado à terra. Na aura de proteção que se irradia de meu ser interior, estou receptivo, alerta e consciente, e permito-me ter toda a gama de sentimentos.

Sinto-me sereno, como se o meu corpo não pesasse nada, e neste ambiente de profunda calma, minha concentração vai mais fundo. Minha percepção se aguça e imagens flutuam na minha mente à medida que estabeleço um relacionamento mais profundo com o paciente.

Recordações jorram — AH-HA! Estou atento às sensações conscientes que provêm do centro do campo de energia vital sobre o qual pairam as minhas mãos. Ligeiras mudanças na energia pessoal do paciente, sinais de tônus e movimentos energéticos, alterações de ritmo, variações imprevistas de cores cintilantes — tudo se imprime na minha mente como dados sensoriais imparciais, objetivos.

Tenho uma identificação mais íntima com o paciente e, veja!, encontro-me num espaço atemporal! Estou consciente de percepções sutis — de estados de consciência claros, embora alterados. A grande compaixão que tenho pelo paciente fica matizada de deslumbramento e pura alegria. Percebo a satisfação do paciente e compreendo a

O PANORAMA DO TOQUE TERAPÊUTICO

força da nossa amizade. Essa sensação de união desperta um sentimento de reverência pelo ser profundo que compartimos — um estado indescritível: faltam-me palavras.

. . .

O REEQUILÍBRIO DO CAMPO DE ENERGIA VITAL

É absolutamente simples a forma como o terapeuta desempenha a função de curador no Toque Terapêutico. Ele se atém a um princípio de opostos que é corroborado pela premissa de que a doença, na verdade, representa um desequilíbrio de energias vitais na pessoa enferma. Este princípio sugere que o dever do terapeuta seja o de reequilibrar esse estado energético vital direcionando ou modulando energias vitais qualitativamente diferentes dos sinais captados na avaliação do paciente. Sob vários aspectos, este princípio de opostos é unanimemente aceito no mundo todo por curadores que trabalham com o conceito de energias vitais.

Se, por exemplo, o sinal detectado pelo terapeuta foi de calor, na fase de reequilibração ele projetaria a sensação de energias frias, e vice-versa. Contudo, a identificação de "quente" ou "frio" pode ocorrer em diferentes níveis de consciência em cada um dos terapeutas que aplicam o Toque Terapêutico; quer dizer, algumas pessoas talvez reconheçam graus diversos de diferenciação dentro das categorias de quente ou frio, e cada variação revela diferenças sutis. A aparente simplicidade do Toque Terapêutico reflete o fato de que ele é um potencial humano que pode ser realizado, e algumas pessoas fazem o Toque Terapêutico com facilidade. No entanto, a receptividade ao Toque Terapêutico não indica a profundidade com que a terapia está sendo aplicada. Essa profundidade constitui um indício do grau de sabedoria que ilumina a habilidade do terapeuta.

A reequilibração feita por dois terapeutas quaisquer, por conseguinte, tem diferenças bem definidas que dependem do talento, do conhecimento e da capacidade de julgamento de cada um. Um sinal "quente", por exemplo, pode indicar corretamente, para um principiante, o efeito de um processo de desequilíbrio. Mas um terapeuta sensível e mais experiente talvez reconhecesse que aquele sinal estava ligado à ocorrência de disritmias diferentes e delicadas. Essa informação adicional poderia indicar, por exemplo, que um processo de doença estava em andamento. Esse terapeuta, possivelmente, também reconheceria que o tecido corporal foi sujeito a recente terapia de radiação e que os sinais eram profundamente "internalizados" — isto é, provinham intrinsecamente da matriz dos tecidos. Avaliando com muito cuidado e sensibilidade outras áreas do campo de energia vital do paciente, o terapeuta mais experiente faria uma análise crítica de toda a situação e aprimoraria sua avaliação antes de resolver como juntar todas as informações na fase seguinte de reequilibração. De tempos em tempos, e certamente antes que os dois terapeutas concluíssem a interação do Toque Terapêutico, eles poderiam reavaliar o campo de energia vital do paciente para discernir como o campo estava reagindo à reequilibração do Toque Terapêutico. Essa reavaliação também poderia indicar-lhes qual deveria ser o passo seguinte no processo do Toque Terapêutico.

Igualmente, se os dois terapeutas detectassem um sinal de "frio", cada um poderia inferir uma gama de significados, dependendo também da habilidade de cada um. Para um, "frio" indicaria uma deficiência de energia vital, e ele estaria correto. Contudo, terapeutas inteligentes e mais experientes em Toque Terapêutico possivelmente reconheceriam outros indicadores, outros sinais que lhes dessem informações mais específicas. Por exemplo, um certo tipo de "frio" indica que a falta de energia foi causada por uma deficiência orgânica de glândula endócrina, ao passo que um outro tipo de "frio", com outras diferenças qualitativas, pode indicar aos terapeutas que algum problema adicional ou mais profundo está envolvido no desequilíbrio dessas energias vitais delicadas. Boa parte do que ambos os terapeutas fariam com relação ao significado genérico de "frio" talvez fosse semelhante. No entanto, o terapeuta mais bem informado poderia, naturalmente, prosseguir fazendo uma sutil reequilibração dos níveis, de acordo com a sua compreensão mais ampla.

O Panorama do Toque Terapêutico   57

Esta capacidade aprimorada não contradiz a noção de que no Toque Terapêutico os terapeutas podem trocar entre si informações sobre esses sinais com muita clareza. É a acuidade de comunicação que diferiria e, tal como na "vida real", essa diferença seria relativa à situação. Cada terapeuta entenderia o outro; cada um observaria os fatos da mesma perspectiva; todos teriam uma visão de mundo comum.

EXPLORAÇÕES DO SER 7

A VISÃO DE MUNDO DO TOQUE TERAPÊUTICO

Observação: Sugerimos que você use "A Visão de Mundo do Toque Terapêutico" como uma meditação orientada. Seja sensível às suas reações a cada afirmação e avalie, com base na sua experiência prática do Toque Terapêutico, se ela lhe parece verdadeira.

Há no universo uma harmonia integradora básica que se reflete nos princípios ordenadores do processo de cura; e onde há ordem, há significado.

Neste universo repleto de significado, os seres humanos são essencialmente um complexo de campos de energia vital unidos e extremamente integrados. Na saúde, uma lei fundamental de simetria dinâmica mantém o fluxo equilibrado e auto-regulado de energias vitais; na doença, há um grave desequilíbrio dessas energias.

Visto que todos os seres vivos são sistemas abertos de energia, a transferência dessas energias entre as pessoas é um fato constante, um acontecimento passivo, natural. Quando movidas pela ação consciente, como no Toque Terapêutico, energias vitais específicas podem ser projetadas para um paciente por um curador que é tocado pela compaixão de ajudar ou de curar outrem.

O Toque Terapêutico é uma interpretação contemporânea de

diversas práticas antigas de cura e, portanto, sua origem é transcultural. Ele trata do uso racional das funções terapêuticas do campo de energia vital. O Toque Terapêutico é um ato consciente baseado em dois aspectos da investigação profunda. Um desses aspectos é um corpo de conhecimentos derivados de deduções lógicas, descobertas da pesquisa clínica e formal, um compêndio de literatura mundial a respeito do uso terapêutico de energias vitais e um saber baseado na experiência que se transforma, com o passar do tempo, em conhecimento pessoal. Ligada a este último, e muitas vezes desenvolvendo-se concomitantemente a ele, a prática sistemática do Toque Terapêutico torna-se uma experiência interior para o terapeuta, por meio de uma exploração dos recessos mais recônditos do ser durante o ato de centralização da consciência. Apesar de as técnicas básicas do Toque Terapêutico serem naturais e simples, suas técnicas mais avançadas dependem da disposição e da habilidade de se estudar com considerável profundidade o próprio ser durante o ato de cura. É então que a dinâmica interior desse ato de interiorização provoca o surgimento de uma reação, movida pela compaixão, que examina claramente as necessidades vitais dos planos superiores do ser. Este surgimento reflete dentro de você um crescente sentimento de legitimação para ajudar ou curar a si mesmo ou a outrem, além de uma confiança cada vez maior no poder de cura que lhe é conferido.

No Toque Terapêutico, os terapeutas usam o toque como um telerreceptor, isto é, o terapeuta muito freqüentemente trabalha a distância do corpo, no campo de energia vital do paciente, em vez de entrar diretamente em contato com a superfície da pele. Dessa forma, o curador telerrecebe informações sobre a condição do paciente — a habilidade perceptiva do curador atua a distância em resposta aos sinais sutis de energia vital do campo do paciente. Esses sinais parecem ser o resultado de mudanças nos padrões de energia vital. No Toque Terapêutico, o terapeuta não vai "para fora" ao encontro do paciente, como, por exemplo, numa reação de empatia; mas, pelo contrário, vai profundamente "para dentro", num ato de interiorização que sonda os planos superiores do ser,

O Panorama do Toque Terapêutico 59

buscando discernir métodos de cura que atendem às necessidades do paciente.

Atuando como um sistema de apoio compassivo, o curador orienta e reorganiza os fluxos rompidos e debilitados de energia vital do paciente de modo a estimular-lhe o sistema imunológico, restaurar-lhe a capacidade de recuperação e recolocar harmoniosamente em equilíbrio suas energias vitais. Basicamente, é o próprio paciente que se cura, pois os seres humanos têm tanto o dom natural de transformar suas personalidades e de transcender suas condições pessoais de vida quanto de ajudar ou curar por compaixão uns aos outros.

• • •

As Bases Teóricas da Cura Contemporânea

Toda visão de mundo repousa na filosofia de sua época. Resumidamente, em meados dos anos 70, descobertas importantes sobre ·a validade da cura criaram as bases para um crescente interesse pela natureza do potencial humano de ajudar e curar uns aos outros. Os alicerces foram erguidos por longos estudos de Krippner sobre as raízes transculturais das atividades para-nor-mais (1980) e sobre o xamanismo e a cura (Krippner e Vollodo, 1976). Num curto espaço de tempo, estas e outras obras derivadas estimularam intensas pesquisas sobre a natureza da autocura (Simonton, Simonton e Creighton, 1978; Pelletier, 1977). O trabalho de LeShan sobre cura a distância e sobre os efeitos da cura foi inovador (1974). Simultaneamente, os Greens iniciaram seu estudo dos estados internos de *biofeedback* no sistema nervoso autônomo (1977); Tart deu a conhecer a variedade de estados específicos de consciência (1975); Krieger demonstrou os efeitos do Toque Terapêutico sobre o sistema fisiológico humano (1975) e introduziu a noção de adestramento consciente dos planos superiores do ser como uma extensão das habilidades profissionais nas ciências médicas (1979); e

Kunz descreveu como o dinamismo do ser interior reagia à doença e à cura.

A base racional desses estudos foi, em grande parte, confirmada por Capra ao comparar descobertas da nova física com antigos ensinamentos sobre a metafísica do universo (1975). Esta obra foi corroborada pelo reconhecimento feito por Pribram da semelhança dos mecanismos de armazenagem do cérebro com a teoria holográfica (1976); essa teoria foi desenvolvida ainda mais pela descoberta de Bohm de um universo holográfico composto de ordens tanto implicadas quanto explicadas (1980). Mais tarde, Sheldrake preencheu a lacuna que separava a nova física dos seres humanos ao conceituar o uso de campos morfogênicos, não limitados pelo espaço ou pelo tempo, para o funcionamento e a percepção humana.

Um trabalho sobre o efeito do *stress* e dos humores sobre os neuropeptídios distribuídos por todo o corpo explicou as interrelações cruciais entre a neurofisiologia do corpo e seus estados psicológicos e o sistema de defesa imunológico. Essa identificação de endorfinas e encefalinas fora do cérebro deu suporte à obra dos Simontons e de Creighton (1978) e também à de Achterberg e Lawlis (1978), que demonstraram os efeitos da melhora causados por imagens criativas em pessoas com doenças malignas. Essas descobertas foram fundamentais no desenvolvimento de uma visão psico-neuro-imunológica da cura que permeia o campo atualmente (Ader, 1986).

Juntando as principais descobertas feitas por esses estudos originais, segue-se um resumo dos princípios teóricos que embasam a atividade de cura em nossa época.

Existe uma significativa congruência entre as percepções que os antigos sábios tinham do universo e de seu funcionamento e a da nova física. Do ponto de vista da física, os seres humanos são logicamente organizados em sistemas e subsistemas ou, quando considerados de um ponto de vista pessoal, esses níveis de organização são campos de energia humana vital perfeitamente localizados dentro de campos universais apropriados. Pode-se propor uma concepção transcultural unificada de um espaço psíquico contí-

O PANORAMA DO TOQUE TERAPÊUTICO   61

nuo, ou campo psicodinâmico interpessoal, e esse espaço contínuo pode ser usado para curar outras pessoas a distância ou durante o transe extático.

Em condições de extremo e constante *stress*, os campos de energia vital humana podem perder a harmoniosa ritmicidade de suas relações integrais, e esse estado dessincronizado deixa o campo de energia vital humana vulnerável à doença. A cura por si emerge das profundezas do inconsciente, e os efeitos da cura têm correlatos fisiológicos e psicológicos. As funções mediatas do sistema nervoso autônomo podem ser conscientemente controladas. Os neuropeptídios que controlam a dor e os humores se distribuem por todo o corpo e reagem às vívidas percepções da imaginação. Essas percepções podem ser utilizadas para nos dissociarmos da dor e para estimular o processo de cura.

As estruturas profundas do cérebro são consideradas análogas a um holograma. Cada faceta do cérebro participa do todo e é sensibilizada pelos princípios universais de sua ordem implicada, ou dobrada, do "que deve ser", e seus referenciais explicados, ou desdobrados, do "que é". Essa afirmação de ordenação coerente é um reflexo detalhado de antigos ensinamentos. Um desses aspectos, de natureza essencialmente criativa, age como um fenômeno do campo biológico para comunicações a distância entre os seres humanos. O ser humano, por sua vez, é uma intersecção dinâmica, localizada, de várias forças do campo principal que abarcam um amplo espectro de vitalidade, de força vital e de energias vivas criativas. No âmago encontra-se o ser interior de cada pessoa. A partir dessa radiação vital, eternamente pulsante e central, tece-se a urdidura e a trama de cada existência. E é esse mesmo tear que dará a resposta à nossa pergunta: *Por que eu quero ser um agente de cura?*

3
CENTROS DE
CONSCIÊNCIA HUMANA

OS CHAKRAS COMO MESTRE

"O que é o amor?", surpreendo-me perguntando. É fácil defini-lo: um sentimento interior de profundo afeto ou carinho por alguém ou por alguma coisa. "Inclinação ou apego profundo que proporcione prazer, entusiasmo, paixão", diz o dicionário. Sim, claro... mas o que é o amor? É um sentimento terno, uma adoração, um intenso relacionamento emocional. É "um desejo urgente de desfrutar de um objeto avidamente desejado", nas palavras de Montaigne; "uma união espiritual de almas", diz Ben Jonson; "aquilo que faz o mundo girar com uma expressão preocupada", zombava o eterno comediante Fred Allen.

No passado remoto, o amor era considerado como uma deusa. Era um amor de natureza sexual, definido em termos de fertilidade e cultuado por sua capacidade de assegurar a descendência e a perpetuação da espécie. A deusa Astarte dos fenícios identificava-se com a Ísis dos egípcios e se tornou Afrodite, que nasceu da espuma do mar e se transformou em Vênus, que podia ser vista no céu como a estrela da manhã e, depois, como a estrela vespertina. Parece que tudo dependia da perspectiva que se tinha. Mas, de fato, nem a definição nem o mito respondem à questão: "O que é o amor?"

Por que essas divagações mentais? Eu estivera estudando as estruturas não-físicas da energia dos chakras humanos no campo energético vital do paciente e o campo psicodinâmico do ser pessoal, que são as fontes de diferentes tipos de consciência, e me perguntava como aplicar o que aprendera à cura. Eu não "via" essas sutis energias do ser pessoal, embora minha colega, Dora Kunz, as visse. Ela nascera com esse dom, fazendo parte da quinta geração em sua família a ter esse tipo de percepção. Desde criança, ela tinha desenvolvido sua habilidade através de estudos de autodisciplina e utilizara essa refinada capacidade perceptiva no seu trabalho com cientistas, especialistas em medicina, psicólogos e enfermeiros profissionais, entre os quais eu me incluía, quando desenvolvemos o Toque Terapêutico. Sua obra é de extrema competência e de natureza singular (Kunz, 1985; Karagulla e Kunz, 1989; Kunz, 1991). Entretanto, como já assinalei, eu não tenho essas habilidades e por isso tenho de contar com o conhecimento resultante da experiência, da meditação e de esquemas analíticos para entender a dinâmica dos campos de energia humana. Então, para me convencer de que essas noções tinham validade, e depois de garantir a segurança do paciente, testei essas idéias enquanto aplicava o Toque Terapêutico.

Quando fazia esse teste, envolvi-me na discussão acima mencionada sobre o amor, pois na ocasião eu estava estudando o chakra do coração. Apesar de ter descoberto que — assim como acontece com livros sobre neurologia — muitos livros sobre a dinâmica dos chakras parecem ter sido copiados, palavra por palavra, de outros que foram publicados anteriormente, eu decidi seguir um ponto comum que observara entre eles: uma das qualidades características do chakra do coração era o amor. Raciocinei então que, se pudesse compreender estes aspectos qualitativos, teria a chave de sua origem.

Finalmente, resolvi fazer o óbvio. Centralizei calmamente minha consciência, pensei em alguém a quem eu amava de verdade e procurei ficar intensamente consciente do efeito que o amor tinha nas várias facetas do meu ser. Diga-se de passagem, foi a partir dessas indagações que desenvolvi os exercícios do "Deep Dee" (pp. 42-43, 180-185). Nesse caso, quando pensei em alguém a quem eu verdadeiramente amava, descobri que havia um relaxamento do meu afeto e que um leve sorriso brincava em meus lábios. Minha energia estava tranqüilamente fluindo para fora, em direção ao objeto do meu amor. Era um sentimento agradável, e eu queria compartilhar meu ser e tudo o que eu tinha com a pessoa amada e estar na presença dela. Meu amor era tão avassalador que eu sabia que nada poderia se colocar entre mim e o meu amado; meu amor era uma força irresistível. Com o tempo, percebi que o amor e, efetivamente, todas as emoções são energias poderosas que podem ser dirigidas e moduladas de acordo com a ocasião. Sob orientação consciente, elas podem tornar-se fortes aliados tanto na cura de si mesmo como na cura de outras pessoas.

Mais tarde, conduzi um estudo de três anos (1989-1991) sobre os padrões de pensamento e as imagens simbólicas que as pessoas usam para se proteger — ou seja, proteger seus campos de energia vital — durante interações íntimas com os outros (tais como as que ocorrem durante o ato de cura). E constatei que o modo mais eficaz de o curador romper essas barreiras de proteção consistia na projeção de amor (Krieger, 1993). Ao perceber que o amor flui do curador, os pacientes freqüentemente descobrem, surpresos, que estão aceitando ansiosamente a ajuda oferecida e abrindo-se para o processo de cura.

Na tentativa de entender o chakra do coração, usei todas as informações que recebi da experiência e de meus estudos; e, como mencionei acima, comecei a praticar a projeção intencional daquelas qualidades do fluxo de energia que, no meu entender, representavam o amor. Eu fazia uso dessas crescentes habilidades quando aplicava o Toque Terapêutico e passei a incluir nas minhas anotações sobre cada sessão minhas observações, tanto subjetivas como objetivas, sobre os efeitos da projeção do amor. Acompanhado de meditações sobre o amor como um processo, esse período de estudo intensivo contribuiu consideravelmente para a minha compreensão de como ajudar as pessoas a se curarem, particularmente aquelas que sentiam medo ou pânico. Além disso, achei benéfico usar essas energias no trabalho com pacientes que se mostravam cautelosos ou apreensivos, ou que — em alguns casos — eram, no início, francamente hostis à minha pessoa. Também achei proveitosos esses métodos de projeção no suporte ao sistema imunológico do paciente. Nesse caso, trabalhei com o campo de energia vital que cobre o timo de pacientes com câncer ou AIDS, antes e durante a quimioterapia e os transplantes de medula óssea. O trabalho com o chakra do coração foi especialmente valioso para ajudar os que estavam morrendo a fazer a transição final.

Trabalhando com estes procedimentos do Toque Terapêutico, comecei a perceber que eu estava envolvida em um processo de pelo menos duas fases. Uma das fases estava relacionada com os fluxos de energia do sentimento de amor; porém, por baixo disso havia um específico estado de consciência, do qual esses estados emocionais eram apenas uma qualidade. Procurei então nivelar-me não só com essa consciência, mas também com o fluxo de energia. Foi durante este último estágio do meu estudo que me dei conta de que não poderia estudar um chakra isoladamente. Os chakras agem como redes sensivelmente coordenadas de diferentes tipos de consciência. Na sua essência, eles estão integrados e intimamente relacionados entre si; conseqüentemente, a rede atua de uma maneira unida e coesa que resiste à manipulação parcial.

Um Estudo da Compaixão

Essa compreensão foi uma importante revelação para mim, e a compaixão se tornou a qualidade que decidi estudar melhor. Conceitualmente, a compaixão abarca tanto o amor, um aspecto do chakra do coração, como a aspiração, um aspecto do chakra da garganta. Assim, a compaixão parecia um tema bem apropriado para o estudo, mesmo a distância, de como os chakras funcionam com relação uns aos outros. Como sói acontecer desde que comecei a me interessar pela cura, fui caminhando de maneira tateante, baseando-me em decisões ou idéias que pareciam emergir do meu âmago e nas quais, num certo sentido, eu apostara a minha vida. Pus essas decisões ou idéias em ação na minha vida e depois mantive-me bem informada de como elas afetavam os acontecimentos. Prestei particular atenção ao modo como o desenvolvimento consciente da compaixão por aqueles que estavam necessitados agia sobre os acontecimentos da minha vida, assim como nas minhas atitudes e humores e, é claro, sobre o efeito que a prática do Toque Terapêutico tinha sobre os pacientes com os quais eu trabalhava.

Minhas conclusões finais foram difíceis de analisar; no entanto, fiquei convencida de que o processo de duas fases já assinalado estava, de fato, se dando em um nível sutil, embora perceptível. Um nível de consciência tinha muita facilidade para determinar fluxos de energia, observar suas características com referência à doença ou ao bem-estar e ter uma compreensão razoavelmente inteligente da dinâmica do seu processo. Mas, por trás desse nível, subjazia todo um outro nível complexo de organização do qual os fluxos de energia eram apenas um substrato. Este último aspecto desempenhava um papel cada vez mais freqüente no processo do Toque Terapêutico, na forma de revelações sobre a condição do paciente; na forma de conhecimentos corretos, intuitivos, sobre as causas do seu estado; ou na forma de fatores de predisposição que levaram à manifestação desse estado na vida do paciente. Percebi depois que esse era um nível cognitivo completamente diferente, que eu só vislumbrara ocasionalmente. Quando aprendi a lidar com esse conhecimento pessoal mais profundo, ganhei uma grande confiança na minha prática do Toque Terapêutico. E isto, por sua vez, serviu para reforçar a compreensão das minhas relações com os pacientes com os quais eu trabalhava.

Estudei esse desenvolvimento de consciência tão objetivamente quanto pude durante as sessões do Toque Terapêutico, e por muitos anos não disse nada a ninguém a respeito disso; no entanto, guardei as anotações enquanto acrescentava outros chakras ao

CENTROS DE CONSCIÊNCIA HUMANA 67

meu estudo, e continuei a meditar sobre as minhas descobertas. Esta prática foi particularmente útil, pois durante a meditação eu me sentia livre para descobrir lugares recônditos dentro de mim mesma, e esta auto-investigação parecia abrir novas e diferentes perspectivas sobre o processo de cura. Para ter certeza de que eu mantinha a objetividade que considerava necessária, procurei situações desafiadoras que confrontassem essas percepções intuitivas sobre a condição do paciente. Com o decorrer do tempo, tornou-se um hábito pedir que o paciente não me revelasse essas informações, para que eu fosse forçada a fazer a avaliação do "Deep Dee" sobre o estado do paciente sem precisar da ajuda dele. Mantive esse costume sempre e onde quer que me pedissem para demonstrar o Toque Terapêutico. Os desafios serviram para concentrar meus esforços no momento, e aprendi muito, e rapidamente, nesse processo.

EXPLORAÇÕES DO SER 8

O GUERREIRO DA CURA, UM EXERCÍCIO DE COMPAIXÃO

Material
Papel, caneta e o roteiro de trabalho do exercício "Deep Dee" (ver p. 42).

Procedimento
1. Sente-se confortavelmente e centralize sua consciência.
2. Quando se sentir centralizado, volte calmamente sua imaginação para alguém que o amava tanto e tão profundamente que isso o deixava comovido, causando-lhe uma reação emocional e, talvez, reciprocidade de sentimento.
3. Sinta esse momento mais uma vez, permitindo que ele agite suas emoções, mesmo que essa pessoa não esteja mais viva.
4. Visualize claramente essa pessoa como se você estivesse ali perto dela. Sinta a presença dela como você a conheceu outrora e experimente de novo o sentimento de amor que os unia.

68 TOQUE TERAPÊUTICO

5. Volte agora sua atenção para a respiração e, por um momento, simplesmente observe os movimentos rítmicos da sua respiração, enquanto você volta ao momento presente.

6. Agora, na sua próxima expiração, concentre-se na região do chakra do seu coração e deixe que ele se abra e fique receptivo. Quando sentir que ele responde sensivelmente, dirija tranqüilamente o fluxo dessa energia, que você conhece como amor, para alguém a quem você ama atualmente. Dedique um momento a esse fluxo de amor dirigido para fora de você.

7. Na próxima expiração, amplie esse fluxo de amor para incluir todas as pessoas que você conhece. Docemente, mantenha esse amor fluindo nas duas ou três expirações seguintes.

8. Agora, estenda esse sentimento de amor para todas as pessoas que dele necessita — os não-amados, os carentes, os abandonados, os rejeitados.

9. Converse com elas mentalmente e faça-as saber que não foram esquecidas, que você reconhece seu vínculo com elas como individualidades diferentes e que você lhes dá seu amor livremente, sem restrições ou apegos.

10. Agora, pense em alguma figura que represente esse tipo de amor — A Mãe do Mundo, Quan Yin, Maria, Madre Teresa, sua mãe, seu Mestre, seu Guia — e saiba que você é um Guerreiro que trilha o Caminho dessa realidade.

11. Visualize a si mesmo como sendo parte do fluxo de compaixão desses seres por todos aqueles que não recebem amor ou são esquecidos neste planeta.

12. Com suavidade e sem esforço, mantenha essa compaixão fluindo e, depois, retorne quando se sentir pronto.

13. Depois de alguns instantes, registre suas observações no roteiro de trabalho do "Deep Dee". Em seguida, anote suas impressões no seu diário, explicando-as mais detalhadamente.

• • •

Embora até hoje eu não tenha "visto" os campos de energia humana do ser individual ou dos chakras neles embutidos, eu

Centros de Consciência Humana

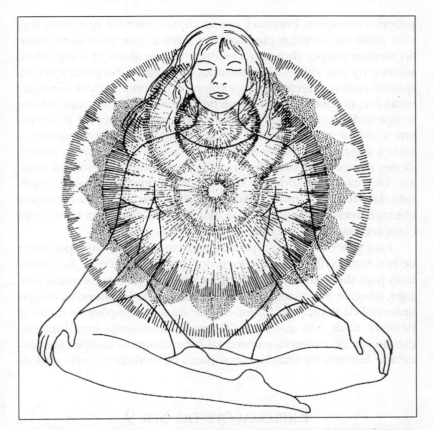

FIGURA 2: Irradiação da energia de compaixão dos chakras do coração e da garganta.

acredito que os acontecimentos acima mencionados foram um exercício extremamente útil para que eu entendesse como esses campos de consciência atuam através de mim e como eu posso continuar desenvolvendo minha sensibilidade a eles de modo a ter acesso a percepções íntimas valiosas que ajudem outras pessoas. Contudo, observe que este processo de aprendizagem nos torna intensamente sensíveis às emoções alheias e também às nossas próprias emoções. Portanto, apesar de recomendar que você siga este rumo de investigação, também advirto que você deve estar, ao mesmo tempo, disposto a esforçar-se por alcançar o equilíbrio interior na sua vida. Caso contrário, o poder de concentração adquirido com o exercício desta exploração interior poderá constelar essas forças contra a pessoa que permite a entrada em sua vida de tempestades emocionais descontroladas que distorcem e destroem a calma e a equanimidade necessárias que acompanham a escuta interior. Minha sensação é de que o meu próprio estudo destes campos de consciência está apenas nos seus estágios iniciais. De vez em quando, através do conhecimento pessoal, experiencial, tenho a impressão de vislumbrar seus mecanismos inimagináveis; todavia, sei que ainda não obtive uma verdadeira compreensão do seu extraordinário significado.

Para se ter uma noção pessoal, porém objetiva, da experiência de um campo de energia, o jogo do "Toque Magnético" foi inventado para desafiar você nas Explorações do Ser 9. Ao disputar este jogo, imagine que o campo magnético universal é análogo ao campo universal da consciência humana que ilumina as ações de todas as pessoas. Cada ímã que você "examina" representa uma localização do campo magnético universal e é análogo ao campo de consciência humana localizado, o complexo de chakras de cada pessoa.

Explorações do Ser 9

O Jogo do Toque Magnético

A. Como fazer uma pulseira de Toque Magnético

Material

2 pequenos ímãs, de aproximadamente 6,50 cm² de lado; tecido de algodão quadrado, de aproximadamente 6 cm de lado;

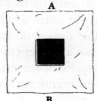

uma peça de elástico de aproximadamente 1,25 cm por 10 cm; agulha e linha.

Procedimento

1. Estenda bem o pedaço de pano e coloque um ímã no centro dele.

2. Dobre o lado A sobre o ímã 1.

3. Dobre o lado B de modo que o ímã 1 fique bem apertado contra a dobra anterior.

4. Costure em volta do ímã 1 para impedir que ele se desloque.

5. Insira uma das pontas do elástico no lado C da dobra e costure-a firmemente nessa posição.

6. Pegue a outra ponta do material elástico, insira-a na extremidade do lado D da dobra e costure-a nessa posição, de modo que agora você tenha uma pulseira de Toque Magnético.

7. Use a pulseira de Toque Magnético na mão de forma que o ímã fique no meio da palma da mão, no local do chakra da mão.

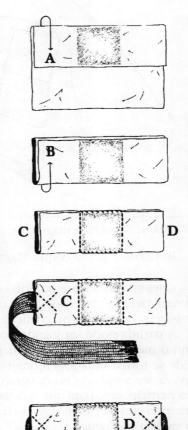

FIGURA 3: Seqüência magnética, passos 1-6.

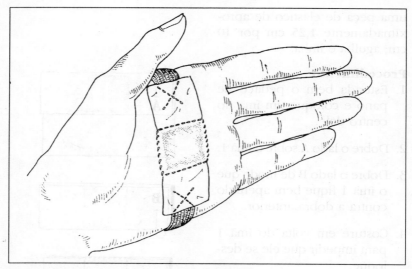

FIGURA 4: Seqüência magnética, passo 7.

B. Como jogar o Toque Magnético

Comentário: Este é um jogo de competição, assim como uma técnica para ajudar você a ter uma noção das forças reais, mas invisíveis, do campo magnético.

A partida pode ser jogada por duas pessoas ou por dois times com o mesmo número de participantes. Com a prática, a técnica pode se tornar uma arte refinada, quando então o campo de jogo deverá ser ampliado ou deverão ser colocadas vendas nos olhos dos participantes para que o desafio seja maior. Adquire-se perícia tentando-se fazer com que o chakra da mão reaja sensivelmente ao campo magnético.

Material

2 pulseiras de Toque Magnético; 2 ímãs, cada um com aproximadamente 6,50 cm de lado, que chamaremos de ímãs 2. Cada jogador ou time usará um ímã.

Uma superfície plana e lisa para o jogo, como, por exemplo, uma mesa vazia. O campo de jogo deverá ter assinalada uma linha

CENTROS DE CONSCIÊNCIA HUMANA 73

de chegada mais ou menos 30 cm à frente do jogador. Uma linha de partida deverá ser colocada perto da margem onde estarão os participantes.

Haverá um cartão de marcação com os seguintes dizeres:

JOGADOR/TIME: LANCES: PONTOS:

Procedimento

1. Cada participante, ou time, forma fila rente ao campo de jogo. Os participantes jogam o Toque Magnético alternadamente, e decide-se que participante/time inicia o jogo, tirando-se cara ou coroa.

2. Para jogar a partida, o participante coloca a pulseira de Toque Magnético e se aproxima do campo de jogo, na margem do qual coloca o ímã 2. A parte de cima do ímã 2 deve ter o pólo oposto ao da pulseira de Toque Magnético, de maneira que eles se atraiam mutuamente quando colocados bem próximos um do'outro.

3. Colocando a mão onde se usa a pulseira de Toque Magnético perto do ímã 2, o participante procura mover o ímã 2 até o outro lado da linha de chegada, à distância de 30 cm. Registra-se no cartão de marcação cada vez que o ímã 2 é movimentado em qualquer direção, marcando-se um ponto cada vez que o ímã é manobrado até o outro lado da linha de chegada.

4. Se o participante se aproximar demais do ímã 2 a ponto de ele ser capturado pela pulseira de Toque Magnético, o participante perde a vez para o outro participante ou time. Cada participante tem a possibilidade de fazer um total de três jogadas.

5. O objetivo do jogo é marcar o maior número de pontos com o menor número de tentativas. No entanto, é preciso observar que, caso um participante consiga equilibrar o ímã 2 com perfeição entre a resistência do campo gravitacional e a atração do campo magnético, fazendo-o assim levitar, essa pessoa é declarada Grande Mestre do Toque Magnético e automaticamente ganha o jogo!

• • •

Bem, chega de diversão e de jogos. Agora, eu gostaria que você voltasse seriamente sua atenção para o exame do papel decisivo que os chakras, esses centros ou fontes de poder da consciência no ser humano, desempenham na prática amadurecida e consciente do Toque Terapêutico. O processo, estou certa, explicará sua motivação para responder à questão: *Por que eu quero ser um agente de cura?*

4

A REALIDADE DOS CHAKRAS

Excetuando o conhecimento pessoal e experiencial, então como é que sabemos objetivamente de que modo as energias "lá fora" no universo se transformam num ser humano? O Ocidente tem pouco a nos dizer a respeito desse fenômeno comum, porém maravilhoso. Mas finalmente chegou o dia em que, através de descobertas em campos tão diversos — como a física quântica, a astronomia do espaço profundo, a antropologia e a comunicação animal — existe um consenso geral de que as civilizações antigas e talvez os habitantes de outras galáxias, mas certamente os golfinhos, as baleias, os lobos, os ursos-pardos e os gorilas possuem métodos exclusivos de comunicação que, nos seu próprios domínios, são tão válidos quanto o dos seres humanos. Apesar de esse campo ter-se originado de diferentes perspectivas, todos são unânimes em reconhecer que não há só uma realidade, e sim várias realidades neste planeta, um amálgama que está em ação no mesmo espaço e tempo, mas talvez em estruturas ou dimensões conceituais opcionais.

A realidade insólita que tantos agentes de cura quanto místicos têm reivindicado como seu campo de operação, tem sido reconhecida, no entanto, há muito tempo, e tem-se formado um corpo de literatura durante pelo menos os últimos 3.000 anos. Especificamente, ela inclui os Rig Vedas (*veda* significa "sabedoria" ou "ciência" em sânscrito), a mais antiga literatura do povo do Leste da Índia. Os Rig Vedas contêm os Upanishades, nos quais existem descrições definitivas dos chakras não-físicos no ser humano. Descrições subjetivas da dinâmica interna do complexo de chakras são impressionantemente detalhadas e explicam o funcionamento dos chakras na sincronização, condução e distribuição de energias vitais dos vários campos suprafísicos em que tiveram origem para os órgãos do corpo físico onde, por meio de suas atividades, produzem variados estados de consciência.

Deve-se notar que, embora as descobertas sobre os chakras sejam explicitamente afirmadas nos Upanishades, encontram-se descrições de suas características nos ensinamentos de outras culturas, tão separadas geograficamente como os sufis do Oriente Médio e os índios americanos, sobretudo no Sudoeste dos Estados Unidos. O interessante é que a cultura ocidental tem carregado, sem saber, informações sobre os chakras ao longo do tempo, na forma do emblema bem conhecido da profissão médica, o caduceu. Neste antigo símbolo, os pontos de contato das duas serpentes entrelaçadas em torno de um bastão, que simboliza a coluna vertebral, representam as posições exatas dos cinco principais chakras não-físicos que estão relacionados com o tronco do corpo humano, em contato estreito, no nível de energia vital, com um aspecto não-físico da medula espinhal denominado *sushumna* (em sânscrito). As duas asas sobre as cabeças das serpentes representam as duas pétalas ou espirais de energia não-física de um sexto chakra, que recobre a glândula pituitária no cérebro.

Para apresentar informações de fontes autorizadas sobre os chakras, vou me restringir a duas delas. Avalon (1916), um acadêmico inglês, foi o primeiro a traduzir do sânscrito para o inglês um antigo manuscrito que descreve os caminhos da laya-ioga sobre os principais chakras. Suas obras, que foram mundialmente aclamadas e lhes granjearam o título de cavaleiro (como sir John Woodroffe), serão a minha fonte de informações sobre a literatura tradicional. Acrescentarei material do qual tomei conhecimento por intermédio de Dora Kunz, que se encontra em seus inúmeros tra-

A Realidade dos Chakras 77

balhos escritos. Ela é uma autoridade contemporânea reconhecida nos aspectos clínicos da dinâmica dos chakras. No fim deste capítulo, farei alguns comentários resultantes da minha experiência com o Toque Terapêutico.

Os Chakras Como Centros de Consciência

Os chakras são centros de consciência (*caitanya*, em sânscrito), escreve Avalon (p. 115). O sentido em que suas funções dinâmicas são descritas é análogo ao dos campos de energia localizados, cujas funções refletem os campos universais dos quais derivam. As características dos chakras em cada pessoa podem ser expressas como focos de diferentes tipos de consciência que estão embutidos nos campos de energia humana do ser individual. Por si só, o campo de energia humana constitui um complexo de muitos campos de energia que se interpenetram (incluindo o campo eletromagnético, o campo gravitacional e as forças nucleares fracas e fortes), cujas propriedades características estão inter-relacionadas, formando uma estrutura viva e coesa, cuja expressão conhecemos como natureza humana. Os chakras atuam como transformadores, convertendo sistemas de energia sutil (por exemplo, *pranas*, em sânscrito) no tipo de energia que faz a natureza psicofisiológica da individualidade de cada um ser aquilo que é.

Existem três forças principais que fluem através dos chakras: vitalidade, força vital e uma outra força potencialmente criativa chamada *kundalini*. Há vários chakras primários e secundários; todavia, estamos mais especificamente interessados nas sete posições principais no nível do campo de energia vital, o nível que configura o corpo físico nos estados de saúde e doença. Esses chakras principais se referem às posições no topo da cabeça (o *sahasrara*, ou chakra do topo da cabeça); recobrindo a glândula pituitária no cérebro (o *ajna*, ou chakra do "terceiro olho"); dentro da *medulla oblongata*, na junção do cérebro com a medula espinhal (o *visshuddha*, ou chakra da garganta); mais abaixo, no tronco do corpo, na região do coração (o *anahata*, ou chakra do coração); no plexo solar (o *manipura*, ou chakra do plexo solar); no baço (o chakra do baço) e na base da coluna (o *muladhara*, ou chakra da raiz). Afirma-se que dois deles, o chakra do topo da cabeça e o chakra do baço, não são chakras no sentido usual do termo, e essas diferenças serão discutidas abaixo.

Dos sete chakras, como já assinalamos, cinco estão relacionados com o tronco do corpo físico. O sexto, o chakra ajna (*ajna*, em sânscrito, significa "ordem" ou "comando"), está mais relacionado com a região entre as sobrancelhas, no plexo nervoso da laringe e da faringe. O sahasrara, ou chakra do topo da cabeça, costuma ser representado por um lótus de mil pétalas (*sahasrara* quer dizer "mil"). Numa de suas várias funções, ele atua junto com o chakra do "terceiro olho", na relação de ambos com o eixo pituitário-pineal. Corresponde também ao cérebro e diz respeito a todos os estados de consciência.

Consta que, subindo da base da espinha dorsal até o topo da cabeça, há uma crescente diferenciação tanto na função vibratória como no funcionamento dos chakras. Isso resulta em que percepções mais sutis são trazidas à consciência na medida em que a pessoa adquire sucessivo controle dos chakras mais elevados, numa progressão cefálica que vai do chakra do coração ao chakra do topo da cabeça.

Na base dos órgãos genitais, acima do chakra muladhara ou chakra da raiz, localiza-se um sítio que de certa forma foge à presente discussão, o chakra *svadhisthana*. Suas funções estão associadas com os órgãos de secreção e de reprodução do corpo. Apesar de alguns considerarem que suas funções reprodutivas e seu controle do sistema genito-urinário combinam-se com as do chakra seguinte mais elevado, o manipura, se, para simplificar a ilustração, o svadhisthana for incluído junto com os quatro chakras relacionados com o tronco do corpo físico, veremos que cada um destes cinco chakras corresponde a plexos específicos dos tecidos nervosos circundantes, nos pontos onde eles confluem, na medula espinhal (Avalon, p. 153), conforme deixa claro a figura 5.

Na figura 5, o chakra muladhara (ou da raiz) está associado ao campo de energia vital sobre o plexo nervoso do sacro e se situa na região do cóccix; o chakra svadhisthana relaciona-se com o plexo da próstata, nos homens, e se localiza no sacro; o chakra manipura (ou do plexo solar) corresponde ao plexo epigástrico e fica na região lombar; o chakra anahata (ou do coração) se refere ao plexo cardíaco e se localiza na região dorsal da medula espinhal; e o chakra visshuddha está relacionado com o plexo da faringe e fica na área cervical da medula espinhal.

Estes chakras se relacionam tanto com o sistema nervoso central quanto com os nervos cranianos e afetam as energias sutis dos centros motor, sensorial e secretório. Eles estão em correlação com funções físicas por intermédio de condutores da seguinte maneira:

Chakra:	**Função Fisiológica Relacionada:**
muladhara (raiz)	procriação
svadhisthana	micturição
manipura (plexo solar)	digestão
anahata (coração)	ação cardíaca
visshuddha (garganta)	respiração
ajna ("terceiro olho")	visualização
sahasrara (topo da cabeça)	volição

OS NÁDIS COMO CANAIS DE ENERGIA HUMANA

A vitalidade, ou energia vital (*prana*), para estas ações é conduzida por estruturas não-físicas chamadas pétalas, que se irradiam dos chakras. Elas estão relacionadas com a formação e a distribuição de canais não-físicos, os *nádis* (do sânscrito *nad*: "movimento"), no centro do chakra (Avalon, p. 95). O nádi principal é chamado *sushumna*, que sobe pela medula espinhal. Dizem que há dois níveis ou dimensões mais sutis de organização dentro do sushumna: o primeiro nível mais sutil é chamado *Vajrini*, e dentro do Vajrini está o *Chitrini*, que é "... tão fino quanto uma teia de aranha". É no Chitrini que os chakras são enfiados "... como pérolas". O sushumna sobe·pela medula espinhal e passa para os ventrículos do cérebro (p. 149), estendendo-se do chakra da raiz,

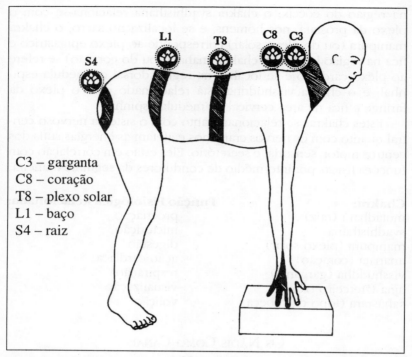

FIGURA 5. A relação dos cinco chakras com dermatomas nervosos específicos do corpo físico.

na base da espinha, até o chakra do topo da cabeça. Acompanhando o sushmna estão dois outros importantes nádis, o *ida* e o *pingala*. Eles estão relacionados com os feixes de gânglios do sistema nervoso simpático que descem pelos dois lados da medula espinhal (p. 107). Uma de suas importantes funções é regular a respiração.

Os Chakras Principais no Campo de Energia Vital

Tomando o corpo físico como referência, na base da medula espinhal, no chakra da raiz, repousa a força latente da criação, a

A REALIDADE DOS CHAKRAS   81

kundalini, que "...mantém todas as criaturas vivas" (p. 118). Efetivamente, todos os nádis, em número de 72.000, surgem desse lugar no chakra da raiz, que como conjunto é denominado *kanda* (p. 164). No homem, o chakra da raiz está localizado entre o ânus e os órgãos genitais, sendo a sua localização um pouco diferente na mulher.

Em resumo, o chakra do plexo solar está relacionado com o umbigo; de fato, uma variante do seu nome em sânscrito é o chakra *nabhisthana* (*nabhi* significa "umbigo"). Suas funções estão relacionadas com o fluxo menstrual, com o sentido da visão, com a respiração e a transformação de certas substâncias orgânicas em energias psíquicas das emoções mais sensuais.

O chakra do baço está relacionado com a especialização, a subdivisão e a distribuição do prana (vitalidade) que vem do sol. O funcionamento do chakra do baço, no entanto, é alterado pela fadiga, pela doença e pela idade avançada. O prana se compõe de cinco subsistemas que podem ser assimilados pelo nosso corpo no atual estágio de evolução. Diz Avalon: "É o prana coletivo que mantém (o corpo físico) coeso como uma unidade humana, assim como sustenta os diferentes princípios e elementos dos quais ele se compõe" (p. 161).

O chakra do coração é a base do prana, a energia vital, e do *jivatman*, a alma. É "... onde os sábios ouvem a pulsação da vida". *Vayu*, o principal elemento ao qual o prana está relacionado, tem seu centro no chakra do coração. Dizem que a ativação deste chakra estimula a sensibilidade do toque (p. 120).

O chakra da garganta é a base do *udana*, um dos cinco subsistemas prânicos acima mencionados (ver figura 6, página 106). Está associado com a respiração que "... leva a alma para a cabeça" no estado de *samadhi*, ou "união" mística e profunda com a fonte da vida. Também é o sítio da transformação do prana através do poder mântrico, o poder do som controlado. Além do som, ou por causa dele, o chakra da garganta tem uma importante relação com as vibrações e a pele.

Como já observamos, o chakra do "terceiro olho" funciona junto com o mais sutil centro de consciência, o chakra do topo da cabeça. Ele se refere ao eixo pituitário-pineal e está relacionado ao plexo nervoso cavernoso. É a sede dos sentidos cognitivos que conduzem à revelação interior, à clara visualização e aos sentidos mais sutis da percepção. Os três principais nádis acima mencionados — o sushumna, o ida e o pingala — se entrelaçam no chakra do "terceiro olho" formando um "nó", ou *granthis* (em sânscrito). Este é um dos três mais importantes sítios do corpo. Os outros dois "nós", pontos de enorme força vital, estão no chakra do coração e no chakra da raiz (p. 126).

O chakra do topo da cabeça também se relaciona com o córtex cerebral, a sede da ação voluntária, atos de vontade e altruísmo e estados de consciência unitária (p. 149). O chakra do topo da cabeça é a meta para a qual se dirige a própria kundalini quando é despertada de seu usual estado de latência.

Em última análise, todos os chakras estão relacionados diretamente com os planos superiores do ser, do ser interior. Esses campos de consciência têm diversos reflexos no comportamento humano e, assim como acontece com todos os sistemas religiosos, o iogue trilha o caminho da realização ao manter sob controle esse comportamento em virtude de algum propósito altruísta. Durante o processo desse empreendimento, os nádis entram em ação com a finalidade de ativar a kundalini. Quando esse processo é concluído (não é uma tarefa fácil!), a kundalini começa a ascender ao nádi principal, o sushumna. Na medida em que ela alcança os três nós ou granthis no chakra da raiz, no chakra do coração e no chakra do "terceiro olho", mudanças específicas ocorrem na consciência daquele que busca.

Os Chakras e o Seu Papel na Saúde e na Doença

Extraí o material para esta seção de anotações feitas enquanto estava recebendo diretamente de Dora Kunz ou da leitura de suas obras, nos últimos vinte e três anos, conhecimentos sobre os sutis efeitos dos chakras no processo de cura (Kunz, 1985; Karagulla e

Kunz, 1989; Kunz, 1991). Os comentários que se seguem são apresentados com a sua permissão. Dora Kunz possui um vasto cabedal de experiências pessoais e um profundo conhecimento dos mundos suprafísicos sobre os quais ela ensina com sabedoria incomum e num estilo inimitável. Sugere-se que o leitor consulte diretamente os livros dela para obter uma visão completa da intricada dinâmica do suprafísico.

Os campos de energia humana, observa Dora Kunz, são representações localizadas dos campos da vida universal. Os canais de força do campo de energia vital circulam em estreita proximidade do corpo físico. Existe também um campo psicodinâmico, dentro do âmbito do ser pessoal, que é caracterizado pelo espectro das emoções humanas, e um campo conceitual, do qual se originam o pensamento abstrato, teorias, conceitos e idéias. Estamos individualmente ligados aos campos de outras energias, como por exemplo as da intuição, da qual extraímos nossas percepções íntimas, e a campos relacionados com a nossa natureza espiritual. Todos eles se interpenetram, mas cada um funciona no seu próprio espaço. Apesar de seus movimentos e funções estarem delicadamente integrados, cada campo tem suas próprias qualidades específicas.

Os chakras estão localizados dentro desses campos. E atuam como transformadores, regulando as freqüências e o ritmo das energias do campo que flui através de suas estruturas centrais, ao mesmo tempo que também ligam os fluxos de energia individual entre os vários níveis desses campos de energia humana.

Da perspectiva do ser pessoal e individual, o campo de energia vital, o campo psicodinâmico e o campo conceitual são de importância palpável e imediata. O campo de energia vital está em contínua interação com o corpo físico da pessoa, que, em si mesmo, é um conjunto intricadamente organizado de sistemas de energia física interativos e interdependentes. Todo esse complexo é perfeitamente integrado e serve para impregnar o corpo físico de força vital, através da sua relação, que dura toda a existência, com seu campo de energia vital localizado. O campo de energia vital é o meio de interação para o acesso do corpo ao prana, que realmente o ativa e vitaliza.

84 TOQUE TERAPÊUTICO

O campo de energia psicodinâmica é o segundo mais alto em freqüência e está caracterizado por emoções, humores, impressões, sentimentos e sensações que afetam consideravelmente o fluxo de energias para o campo de energia vital e, por intermédio dele, o corpo físico. Em um nível ainda mais sutil de organização está o campo conceitual, que também pode ter um efeito direto sobre o corpo físico, se não for obstado ou bloqueado no nível psicodinâmico por uma massa confusa de emoções.

Num processo rítmico análogo à respiração, afirma Kunz, a energia vital dos chakras nestes campos localizados entra no corpo físico através de prolongamentos suprafísicos da medula espinhal, conectando-se assim com o sistema nervoso do corpo. Esses prolongamentos intermediários se conectam com o sushumna, o nádi principal, através do qual o prana flui. Por fim, essas energias retornam ao complexo de chakras e se dirigem, em forma de espiral, para a periferia dos chakras, onde gradualmente se fundem no campo de energia vital suprafísico. Deste modo, as energias sutis uma vez mais se tornam parte do campo universal em um influxo, processamento e escoamento constantes e rítmicos que servem para envolver e organizar os campos de energia humana do ser pessoal (Karagulla e Kunz, 1989; p. 36).

Assim, o processo de vida é uma rede intricada e complexa de energias vitais e níveis de consciência. O corpo físico responde graciosamente a esse processo, sendo moldado, coordenado e avivado pelas ações integradas dessas energias. Distúrbios ou obstruções que alteram drasticamente os padrões normais do fluxo de energia resultam em perda de vitalidade e em má saúde (p. 36).

O NÍVEL SUPRAFÍSICO

O Chakra do Topo da Cabeça

Os chakras são de fundamental importância no nível suprafísico, onde atuam como os agentes principais da conversão de energia para o corpo físico (p. 33). Nesse nível, o principal atributo do

A REALIDADE DOS CHAKRAS   85

chakra que, como vimos, está diretamente associado ao ser pessoal, é o de sintetizador; ele se relaciona com todos os chakras e funciona em conjunto com todos eles, sobretudo com aqueles que estão sob estresse ou em desequilíbrio. É, portanto, útil introduzir as funções do chakra do topo da cabeça na prática apropriada do Toque Terapêutico, visto que ele lança uma qualidade espiritual em tudo aquilo com que interage, particularmente em épocas de crise.

Para entender como trabalhar no nível suprafísico durante o Toque Terapêutico, procure entrar em contato com o seu próprio ser interior e converse mentalmente com o paciente tentando fortalecê-lo. Embora métodos específicos ainda estejam em fase de desenvolvimento, pode ser proveitoso experimentar o Toque Terapêutico desta forma com pessoas que tenham a doença de Alzheimer e, possivelmente, obter sucesso no tratamento de pacientes mentalmente retardados, epiléticos ou autistas.

Esse processo também ajuda as pessoas que estão prestes a morrer a fazerem em paz a transição final.

O Chakra do "Terceiro Olho"

O chakra do "terceiro olho" funciona de um modo singular junto com o chakra do topo da cabeça, motivo pelo qual é freqüentemente considerado como parte dele. O chakra do "terceiro olho" tem duas partes, ou "pétalas", cujas funções são um tanto semelhantes à neurofisiologia das duas partes da glândula pituitária, à qual o chakra está ligado. Esse chakra está particularmente relacionado com a integração de idéias, com a habilidade de visualização e com a capacidade de organização. Por causa dessa última função, pode ser útil concentrar a prática do Toque Terapêutico, suavemente e por curtos períodos de tempo, na área entre as sobrancelhas quando se trabalha com pessoas que sofrem de discinesia. Numa tentativa de ajudar a fortalecer a visualização e aclarar as idéias, convém dar atenção ao chakra do "terceiro olho" na prática do Toque Terapêutico em pessoas idosas, assim como promover a integração das idéias naqueles com deficiência de atenção. Além disso, devem-se considerar as funções neurofisiológicas de órgãos como a pituitária. Portanto, é apropriado estudar a aplicação do Toque Terapêutico para aliviar os efeitos de malformação óssea ou de assimilação insatisfatória de cálcio, tal como ocorre na osteoporose. Como acontece em todas as aplicações do Toque Terapêutico na região da cabeça, uma área tão complexa e pouco conhecida, comparativamente falando, o Toque Terapêutico deve ser feito com muita moderação. A mão não deve estar imóvel, mas mover-se constante e harmoniosamente e, é claro, deve-se aplicar o Toque Terapêutico somente por curtos períodos de tempo.

O Chakra da Garganta

O ponto físico deste campo situa-se aproximadamente no nível da *medulla oblongata*, na base do crânio. Seu fluxo de energia vital conecta-se com a tireóide e a paratireóide, estando aquela particularmente relacionada com o metabolismo básico do corpo (sendo, pois, importante na cura de ferimentos). O equilíbrio geral do chakra da garganta é também consideravelmente influenciado pela formação e pela destruição do tecido ósseo.

No nível da energia vital, o chakra da garganta também está relacionado com a qualidade do espaço, a base essencial do som e o meio de vibração. Com referência à primeira função, o reconhecimento do espaço, um aspecto do Toque Terapêutico nesta região pode consistir no trabalho com pessoas que são hemiplégicas e que perderam a capacidade de usar as extremidades de um lado do corpo devido a uma lesão cerebral. Também pode ser proveitoso incluir o chakra da garganta quando se trabalhar com crianças que tiveram paralisia cerebral pós-hemiplégica. Com referência à relação deste chakra com o som, vale a pena estudar os efeitos do Toque Terapêutico nos problemas de audição e talvez na lesão neural que produz um constante zumbido nos ouvidos. Por último, já que o chakra da garganta é sensível à vibração, é fácil lembrar do seu uso com pessoas que têm dificuldade de fala.

O Chakra do Coração

O chakra do coração está relacionado com uma área entre as omoplatas. Ele está ligado ao coração físico, à corrente e à circulação sangüínea e ao equilíbrio eletrolítico linfático. O sistema linfático parece que dá estabilidade às energias suprafísicas, controlando a quantidade de sangue que flui para qualquer área (Karagulla e Kunz, p. 93).

O chakra do coração é o centro que integra todo o sistema de chakras e, portanto, está basicamente envolvido em todos os estados de doença ou enfraquecimento do corpo físico. Ele mantém uma forte relação com o chakra do topo da cabeça e, em conjunto com ele, está associado às mais altas dimensões da consciência; é, pois, um fator importante na transformação espiritual. É o meio de transmissão de força e da qualidade do amor, podendo, assim, ser consideravelmente empregado durante a aplicação do Toque Terapêutico naqueles que sofreram maus-tratos físicos ou psicológicos ou que são doentes mentais. Ele também pode ser usado com ponderação em casos de rancor, ódio ou ciúme. Nestes casos, o terapeuta deverá envolver o paciente no uso dinâmico de seu próprio chakra do coração, talvez como uma prática de meditação. A meditação poderá também agir para o fortalecimento da conexão do chakra do coração com o chakra do plexo solar, trazendo assim estabilidade e equilíbrio às funções corporais.

O chakra do coração tem a influente característica de movimento e, por conseguinte, é útil na aplicação do Toque Terapêutico em pacientes com problemas de circulação sangüínea ou de circulação de sistema linfático. Além disso, existe uma relação significativa entre o chakra do coração e o timo no corpo físico. O timo é um componente importante do sistema imunológico, e assim deve ser considerado na aplicação do Toque Terapêutico para todos os estados de doenças infecciosas. Em 1959, quando estudava o timo, Dora Kunz comunicou ter observado a importante função do timo no processo imunológico. Essa descoberta só foi constatada cientificamente em 1960, tendo sido relatada mais tarde, na década de 60, em publicações profissionais. Ela também observou possíveis

88 TOQUE TERAPÊUTICO

elos entre o ritmo cardíaco e os estados emocionais, que então afetavam essa glândula vascular (p. 113).

O Chakra do Plexo Solar

O chakra do plexo solar está basicamente relacionado com as glândulas supra-renais, o pâncreas, o fígado e o estômago. Muito significativamente, ele é o sítio por onde as energias do campo psicodinâmico entram no campo de energia vital (p. 43). Está também estritamente associado aos chakras do coração e da garganta. Esses chakras, portanto, são incluídos como pontos para o tratamento com o Toque Terapêutico em casos de hiperatividade e de emoções fortes, descontroladas, como a raiva e o ódio, e em distúrbios psicossomáticos. A aplicação do Toque Terapêutico na região do plexo solar também poderá ser usada para corrigir a glicemia (pâncreas) e desequilíbrios fluidos e eletrolíticos (fígado), distúrbios digestivos e para a cura de ulcerações no trato gastrintestinal.

O Chakra do Baço

Como já assinalamos, o chakra do baço não é considerado um chakra principal; no entanto, ele desempenha um papel importante no sistema de chakras. Do ponto de vista fisiológico, suas funções abrangem a renovação dos componentes sangüíneos, por exemplo o acúmulo de ferro, além de ser um reservatório de eritrócitos e um filtro fisiológico do sistema imunológico. O baço é um dos três mais importantes lugares de entrada da energia vital no corpo. Os outros dois são a pele e os pulmões.

No nível suprafísico, a função principal do baço consiste em absorver vitalidade (prana) do campo de energia vital, modificá-la e, em seguida, distribuí-la para os outros chakras, suprindo assim todos eles de prana (pp. 43-44). Devido à sua capacidade decisiva de absorver e distribuir o prana, o baço tem funções significativas na aplicação do Toque Terapêutico, particularmente na síndrome de fadiga crônica, nas recuperações pré e pós-operatórias e em épocas de crise.

A REALIDADE DOS CHAKRAS

O Chakra da Raiz

O chakra da raiz fica na base da espinha. Conforme já observamos, é o sítio da kundalini latente e o lugar de onde se origina o nádi principal, sushumna, acompanhado pelo ida e pelo pingala. O sushumna, na observação de Dora Kunz, está associado ao processo de influxo das forças do campo da energia vital, ao passo que o ida e o pingala estão envolvidos no processo de fluxo dessas energias. Portanto, ela assinala, o chakra da raiz está intrinsecamente associado com as energias da vida.

Por meio de sua especial relação com o chakra do topo da cabeça, o chakra da raiz responde à fundamental intencionalidade do ser interior. A intencionalidade, naturalmente, é central à prática do Toque Terapêutico e, portanto, reage a essa ligação.

O CAMPO PSICODINÂMICO

Os sete chakras acima mencionados no campo de energia vital têm suas contrapartes no campo psicodinâmico. Esses dois campos não têm relações diretas com nenhuma das glândulas endócrinas, a não ser pelo corpo coccígeo. Embora essa pequena glândula tenha sido descrita pela primeira vez pelo anatomista George Luschkas no século dezenove, suas funções ainda não são compreendidas. Dora Kunz observou correlatos do corpo coccígeo em todos os campos do ser pessoal — quer dizer, tanto no campo conceitual como nos campos de energia vital e psicodinâmico. Essa relação sugere que esse sítio possui funções mais complexas e importantes do que sabemos atualmente.

No nível suprafísico, ela descreve o chakra da raiz como tendo uma associação com o cérebro e com a glândula pineal, mencionando que ele está especialmente relacionado com o chakra do topo da cabeça, sendo essa ligação estimulada durante certos estados de consciência (p. 121). Visto que os campos no nível do ser pessoal estão perfeitamente integrados, os efeitos de um nível repercutem em círculos no nível seguinte e, com isso, afetam também as estruturas correlacionadas. Uma descrição específica, feita por Dora Kunz, ilustra bem a situação:

...emoções que são suportadas durante um longo período de tempo permanecem bem constantes na aura. Se são negativas, como depressão ou rancor, podem afetar o fluxo da energia, e isso tem efeitos de longo alcance em termos das condições dos corpos físico e etérico (campo de energia vital). Estados de ansiedade, por exemplo, surgem como nuvens azuis acinzentadas no interior do campo astral (psicodinâmico), localizado no centro do corpo, perto do chakra do plexo solar. Isso faz com que a energia astral flua para dentro do corpo, inibindo a circulação normalmente livre de energia por todo o campo emocional. Quanto mais próxima estiver a cor azul cinzenta do corpo físico, mais intenso será o grau de ansiedade e maior será o grau de impacto sobre a saúde. Quando essa cor tende para a periferia da aura, isto é um indício de que o sujeito está a ponto de libertar-se de sua ansiedade (p. 50).

Dora Kunz assinala ainda que, dessa maneira, cada um de nós está "constantemente criando ondas e correntes de energia emocional pelo modo como reagimos ao mundo que nos rodeia (pois)... a matéria do corpo astral é muito impressionável e responde prontamente às formas-pensamento ou imagens que absorvemos de nossos sentimentos" (p. 51).

Ela fala especificamente daqueles profissionais de cura e assistência e adverte que, por causa dos fortes vínculos entre os campos do ser pessoal, devemos aprender a controlar a nossa sensibilidade. É possível, diz ela, nos identificarmos tão fortemente, de modo consciente ou inconsciente, com os sentimentos de outras pessoas a ponto de sentirmos as suas dores ou aflições. Assim, nós nos abrimos ao revelar empatia por esses sentimentos ou ao absorvê-los. Ela observa que se as causas não forem compreendidas, essas pessoas "...poderão ser consideradas hipocondríacas uma vez que os sintomas mudam constantemente... Todavia, se a nossa sensibilidade for controlada, ela poderá se tornar um instrumento valioso de diagnóstico" (p. 53).

O Campo Conceitual

O campo conceitual interpenetra tanto o campo psicodinâmico como o campo de energia vital. Dora Kunz afirma que o campo conceitual tem uma textura mais fina e se move com mais rapidez do que os outros dois campos. Ele une todas as vias da consciência e "...tanto pode influenciar muito os processos de doença quanto ter um efeito poderoso na cura, no crescimento e na transformação". Como acontece com os chakras no campo de energia vital e seus correlatos no campo psicodinâmico, os chakras no nível do campo conceitual estão intimamente ligados ao seu imediato reflexo da mais alta freqüência (por exemplo, *búdico*) no nível da intuição, o nível mais alto do ser pessoal, só disponível em condições especiais. É importante que se entenda essa advertência, pois as causas da doença ultrapassam freqüentemente os campos de energia suprafísico, psicodinâmico ou conceitual. Todo o sistema de chakras forma uma rede perfeitamente integrada e entrelaçada. Cada chakra influencia e é influenciado pelo outro, mesmo quando o conjunto interage como uma totalidade, despertando simultaneamente reações individuais dos chakras. Contudo, embora se possa perceber que o sistema de chakras é um todo muito complexo, também se deve reconhecer que ele não pode ser claramente descrito com um alto grau de solidez com relação apenas a estruturas tridimensionais.

Dicas e Sugestões

Visualização

Um observador perspicaz poderá captar várias sugestões específicas sobre, por exemplo, a importância de visualizar dinamicamente a intencionalidade de uma cura. Portanto, como conseqüência dessa percepção, quando pedir ao paciente que faça a "lição de casa" usando a visualização como um método para reforçar a cura que está sendo produzida pelo Toque Terapêutico, o

92 TOQUE TERAPÊUTICO

terapeuta fará com que o paciente visualize a tarefa de maneira dinâmica. A razão desse procedimento é que, se a imagem for mantida rigidamente, ela terá pouco efeito sobre o fluxo ativo dos campos de energia não-físicos do ser pessoal (p. 63). Para ser mais eficaz, a visualização deve estar vivamente energizada. A nosso ver, também é muito importante, no exercício de visualização, usar um símbolo ou imagem que contenha algum significado ou sentido íntimo para o paciente. Os resultados de um estudo experimental, citado por Dora Kunz, concluíram que, quando a visualização não passa de um mero exercício mental, parece não afetar os chakras (p. 64). Contudo, os chakras reagem efetivamente à visualização de um símbolo que tenha importância significativa ou relevância para o indivíduo (p. 69). Desta forma, a visualização pode ajudar no processo de cura, pois ao pôr o chakra do "terceiro olho" em atividade, ela energiza o sistema inteiro, e isto tem um efeito benéfico sobre a saúde da pessoa (p. 169).

Meditação

O Toque Terapêutico tem sido chamado corretamente de meditação ativa (Weber, 1986). Dora Kunz fala da importância da regularidade para que a meditação tenha efeitos de longo alcance na formação de um elo harmonioso entre todos os níveis de consciência. Especificamente, ela diz que a meditação regular é capaz de alterar comportamentos repetitivos que criam tensões, e pode até mesmo transformar o registro de traços agressivos de personalidade. Isso servirá para melhorar a saúde do indivíduo à medida que uma nova energia flui para os chakras. Por sua vez, esse fluxo renovado influi nos ritmos dos chakras, fazendo-os funcionar de novo em harmonia. Quando esse processo entra em ação, ele facilita ainda mais a tentativa do indivíduo de romper com padrões de hábitos destrutivos.

CURADORES E CURA

Dora Kunz observa que a maioria das pessoas que usa as mãos como meio de cura estão, na verdade, usando parte de seus próprios campos de energia vital para ajudar o paciente, se bem que energias do campo universal também estejam envolvidas no processo de cura. Por causa disto, seus campos de energia vital têm mais elasticidade do que o de uma pessoa normal (Karagulla e Kunz, 1989, p. 93). Dora Kunz nos oferece diversas pistas adicionais. Por exemplo, ela observa que materiais sintéticos, como náilon e dácron, inibem parcialmente o fluxo de energia vital, e também constata que acontece exatamente o contrário com materiais naturais, como algodão, seda e lã (p. 142). A luz do sol, segundo ela, é muito benéfica e aumenta e energia vital; porém a exposição prolongada ao sol tende a exauri-la. Estudos com vidros coloridos demonstraram efeitos variados: quando a luz brilha através de vidro amarelo ou dourado, ela energiza; a luz azul é calmante, reduz a dor e diminui a pressão sangüínea; a luz verde tem um efeito harmonizador sobre o campo de energia vital. Aparentemente, também, existem algumas diferenças produzidas por luz artificial colorida e pela visualização mental dessa mesma cor. Ela menciona, além disso, que a forma em que a cor é usada ou visualizada, por exemplo, um círculo, triângulo ou cruz, pode produzir efeitos diferentes (p. 143).

DESCRIÇÕES NO NÍVEL SUPRAFÍSICO

Diversos Estágios de Anestesia e Recuperação

Em estudos sobre os efeitos da anestesia, Dora Kunz verificou que, quando o paciente anestesiado está inconsciente, seu campo de energia vital parece ser expulso do corpo e pairar sobre a cabeça. Quando o paciente se recupera parcialmente, o campo de energia vital começa a descer para o tronco. Então, quando o paciente

94 TOQUE TERAPÊUTICO

se recupera completamente, há um retorno gradual do campo de
energia vital para os pés (p. 160).

Efeitos de Tranqüilizantes

Em outros estudos, após a aplicação de uma dose de Thorazine,
as atividades do cérebro suprafísico tornam-se mais lentas, e o
mesmo se dá com os chakras da garganta e do "terceiro olho". O
nervo óptico, a região do hipotálamo e a glândula pituitária são
afetados, e os mecanismos de percepção visual e auditiva ficam
embotados. Depois de meia hora, o tranqüilizante já afetou todos
os três campos do ser pessoal, particularmente o psicodinâmico,
cujas atividades e funções são notavelmente reduzidas (pp. 146-
147).

RESUMO E CONCLUSÕES

Resumindo o que agora sabemos dos chakras como centros de
consciência e dos efeitos que causam na saúde e na doença, verificamos que eles se constituem de campos escalonados de diferentes tipos de consciência, cuja localização forma e organiza o
indivíduo humano. No nível do ser pessoal, eles incluem os campos vital, psicodinâmico e conceitual de energia humana, havendo também campos localizados de consciência nos níveis mais
espirituais. Todos esses campos localizados se interpenetram e se
relacionam íntima e dinamicamente entre si em todos os níveis de
consciência, de tal forma que o que acontece em um afeta todos,
ainda que o conjunto inteiro de chakras influencie os vários aspectos desse chakra específico.

Entalhados nesses campos localizados encontram-se vórtices
de energia humana cujas qualidades fundamentam a percepção
consciente de objetos, acontecimentos, interações e relações. A
partir desse conjunto, a mente funciona coesamente na pessoa.
Esses campos de consciência convergem e suprem de energia o
indivíduo por meio de uma rede de circuitos suprafísicos, os nádis.

A REALIDADE DOS CHAKRAS 95

Conforme já mencionamos, os nádis principais fazem contato com o sistema nervoso e as glândulas endócrinas da pessoa, afetando então o funcionamento quimiofísico e psicofisiológico. A perfeita integração e sincronização entre os próprios chakras e no interior de seus vários níveis de organização nos campos de energia vital, psicodinâmico e conceitual, mantém o indivíduo saudável. Quando ocorrem vazamentos, rupturas ou desarmonia no campo de energia vital, o indivíduo se torna vulnerável à doença.

Sete dos chakras principais são particularmente importantes para a prática do Toque Terapêutico, sobretudo no nível do campo de energia vital. Em resposta a mudanças específicas em padrões de pensamento e sentimento, é possível haver alteração na dinâmica do chakra de uma determinada pessoa; contudo, a atitude do paciente em relação à própria cura não afeta significativamente o processo. Portanto, um objetivo importante do terapeuta na aplicação do Toque Terapêutico consiste em ajudar o paciente a compreender este fato e, por meio disso, facilitar o seu acesso à autocura.

Há outras dicas e sugestões que o terapeuta deve tomar em consideração na prática do Toque Terapêutico. É de fundamental importância tentar seriamente conectar-se com o ser interior e, ao mesmo tempo, aprender por experiência como as atividades e funções do seu próprio sistema de chakras atuam através do ser. Apesar de ser possível fazê-lo para si mesmo, é extremamente difícil e, para a maioria de nós, impossível modificar estruturalmente a dinâmica dos chakras de outrem. No entanto, na aplicação do Toque Terapêutico, podemos ajudar os fluxos de energia vital do paciente a trabalhar harmoniosamente para o aumento de vitalidade, a remoção de bloqueios, o alívio da dor e outros meios que reforcem a mudança de estados doentios de comportamento e intensifiquem o processo de cura.

Em particular, o uso do chakra do coração, no terapeuta e no paciente, é muito útil, já que ele é o centro de integração de todo o complexo de chakras. Por meio da tarefa de visualizações, meditações e outros tipos. de reforço, o paciente pode ser ensinado a valorizar as funções do chakra do coração como parte da sessão de Toque Terapêutico. O objetivo seria trazer à tona a capacidade do paciente de curar-se, ajudando-o a transformar padrões de comportamento psicossomático, repressões e outros desequilíbrios emocionais. Enquanto isso, durante a sessão de Toque Terapêutico, o terapeuta estaria dando apoio ao paciente ao direcionar, modular ou suavizar o fluxo de energia vital com a aplicação de Toque Terapêutico.

Colhendo uma sugestão contida nas observações de Dora Kunz, em casos em que haja doença infecciosa, o terapeuta poderá usar a área correspondente ao chakra do coração sobre o timo do paciente, na base do esterno, para estimular o seu sistema imunológico. A região do chakra do coração também constitui um foco importante de problemas cardíacos e de pressão sangüínea, circulatória, ou de irregularidades eletrolíticas ou linfáticas. Devido à incomum relação que existe entre o chakra do coração e o chakra do topo da cabeça e o sentido do toque, a aplicação do Toque Terapêutico de uma maneira muito suave e sensível em pessoas que estão fazendo a transição final no processo de morte, traz consigo uma sensação de serenidade. O uso desta técnica também se afigura muito benéfico para pessoas que estão em crise ou sentem muito medo.

Trabalhar com o fluxo de energia vital na região correspondente ao chakra do plexo solar (sobre o sítio onde se localizam as glândulas supra-renais) é especialmente benéfico em pessoas que estão emocionalmente perturbadas ou que apresentem sintomas psicossomáticos. Em nossa experiência com o Toque Terapêutico, temos sistematicamente constatado que o campo de energia vital nessa localização reage rapidamente em casos de extrema fadiga e de pessoas que estão se recuperando de uma cirurgia ou de uma doença grave. Aparentemente, trata-se de um procedimento muito seguro, pois desde que introduzimos o Toque Terapêutico — há vinte e três anos — nunca tivemos relatos de quaisquer reações adversas à sua prática. Em casos de difícil compreensão, a meditação calma sobre a condição do paciente tem-se mostrado valiosa para esclarecer ao terapeuta como proceder em benefício da pessoa enferma, podendo ainda revelar intuitivamente qual deve ser a "lição de casa" apropriada ao paciente.

Trabalhando preventivamente antes de uma operação, muitos terapeutas passam curtos períodos de tempo durante a semana pré-operatória vitalizando suavemente o campo de energia do paciente. Esta prática parece ter um efeito muito estabilizador. Depois de obter permissão, após a operação, tanto do paciente como de outras autoridades competentes, e ao mesmo tempo em que vigia atentamente os sinais vitais e outros sinais psicofisiológicos do paciente enquanto este está se recuperando da anestesia, alisar suavemente o campo de energia vital ajudará a dissipar a anestesia do organismo do paciente. Quando fizer isso, não o desperte, pois o sono é o mais eficaz aliado do corpo no processo de recuperação. Seja sensível ao seu próprio chakra do coração e use-o como um guia para criar um ambiente de apoio e de paz enquanto aplica tranqüilamente o Toque Terapêutico. Aplique-o, porém, apenas por curtos períodos de tempo, até que a recuperação da anestesia esteja completa. Nesse estágio, geralmente o paciente está consciente, e você pode ensinar exercícios de ventilação para ajudá-lo a reoxigenar totalmente os pulmões. Se o paciente estiver alerta — ou numa outra ocasião — você poderá combinar este exercício com o de Explorações do Ser 3 (p. 14) para ajudar a pessoa a se estabilizar plenamente à medida que os gases da anestesia continuam a se dissipar.

Com pacientes que estão tomando medicação, como tranqüilizantes ou drogas psicotrópicas, é importante trabalhar na região relacionada com o chakra do plexo solar pelos motivos sugeridos pelas observações de Dora Kunz, já mencionadas. O trabalho no campo de energia vital relacionado com o chakra do baço ajuda a estimular o influxo e a distribuição do prana. Também o fígado controla várias funções fisiológicas que são importantes nesta fase, como o equilíbrio eletrolítico e linfático. Neste último caso, concentre os esforços para reforçar toda a tríade das glândulas pituitária, tireóide e supra-renais. Durante a avaliação do Toque Terapêutico, procure detectar rupturas na continuidade do campo de energia vital, e então lenta e ritmicamente alise o campo, especialmente nas áreas que você notou que precisam de atenção.

Visto que todos os três campos de energia humana do ser de

98 TOQUE TERAPÊUTICO

cada pessoa são drasticamente afetados por esse tipo de medicação, como pessoa de consciência e como protetor do paciente, você poderá solicitar o uso moderado de doses de tranqüilizantes ou de medicamentos psicotrópicos. Com freqüência, terapeutas de diversas modalidades afins trabalham em equipe, numa base de cooperação, em benefício do paciente e, durante o tratamento, apóiam o paciente e mantêm estreito contato com ele. Esse esforço combinado proporciona excelentes oportunidades para reeducar o paciente a respeito de seu cuidado com a saúde e incute a compreensão da necessidade de ele assumir a responsabilidade por si mesmo.

PARA REFLEXÃO

O Toque Terapêutico, como uma prática que exige comprometimento e compaixão, torna você receptivo a novas autodescobertas, perspectivas e metas de natureza tanto pessoal como profissional. O que está em jogo, na prática do Toque Terapêutico, é a oportunidade de adquirir uma nova consciência. Uma vez adquirida, é com uma renovada percepção que você conscientemente se empenha em aprender, ajudar e curar com todo o seu ser, pois você é o objeto de teste para muitos efeitos pessoais da aplicação do Toque Terapêutico.

Sentindo-se atraído por essa meta de autoconhecimento, sem nenhum esforço e muitas vezes muito mais facilmente do que poderia ter imaginado, você modifica sua visão do mundo e seu estilo de vida. Torna-se mais sensível a forças que atuam internamente como, por exemplo, uma crescente percepção de que um conjunto harmonioso de leis universais influencia e molda as atividades da vida cotidiana. Essa consciência é reforçada por uma compreensão cada vez maior dos preceitos que guiam a evolução interior, mas que não obstante preservam o direito de as pessoas escolherem o caminho exclusivo de seu próprio modo de vida. Com o tempo, esse conhecimento pessoal forja novas perspectivas a partir das quais observamos o mistério que há por trás do processo de cura. É então que você começa a perceber que o envolvimento pessoal com o processo do Toque Terapêutico é capaz de despertar transformações sutis no próprio ser da pessoa, de modo que a sua prática se torna uma forma de arte, e na expressão dessa arte você descobre que a sua musa é o ser interior, profundo.

Por que eu quero ser um agente de cura? Para ir em busca dessa musa, eu sei.

5

Prana: A Energia Que Nos Ajuda a Curar

A Noção de Energia Humana

"Meu Deus, meu pé adormeceu!", exclamei enquanto batia o pé com força ao lado da antiga piscina. Era o primeiro dia de um seminário de Toque Terapêutico que Dora Kunz e eu estávamos dando juntas; a temperatura pairava em torno dos 40 ⁰C e a baixa pressão barométrica prometia uma tempestade.

Eu terminara as aulas da manhã e, por causa do tempo sufocante, resolvi ir nadar em vez de almoçar. Chamei meus cães com um assobio, desci depressa até a piscina natural e entrei na água, antecipando o agradável mergulho nas águas profundas. Quando eu já estava com água pela cintura, notei que uma das participantes do seminário estava em pé na orla da piscina, acenando e chamando pelo meu nome. Virei-me de frente para ela e me vi envolvida numa discussão que durou meia hora.

Finalmente, ela partiu e eu mergulhei para nadar um pouco. Foi quando eu estava subindo a ribanceira da piscina que percebi uma sensação de adormecimento na minha perna direita. Minha preocupação aumentou, pois a perna tinha sido operada vários meses antes devido a uma anomalia congênita da estrutura óssea. Numa tentativa de me poupar de uma cirurgia mais extensa, o cirurgião revisara parte da articulação do joelho e modelara a tíbia. O resultado, porém, fora uma grave lesão nos nervos e uma constante e forte dor na perna inteira.

Numa série de sessões intensivas de Toque Terapêutico durante três dias, Dora Kunz conseguira erradicar a dor na parte superior da perna até logo abaixo do joelho. Nos seis meses seguintes, aplicando o Toque Terapêutico em mim mesma, consegui reduzir a dor na parte inferior da perna até a altura do tornozelo. Todavia, os nervos na sola do meu pé continuaram tão sensíveis que eu precisava fazer alguns minutos de exercício todas as manhãs antes que suportasse ficar em pé. Continuei a sentir um pouco de desconforto quando caminhava, mas me acostumara a ele. Agora, enquanto saía da água, parecia que minha constante companheira desaparecera; não havia nem sinal de dor.

Caminhei até minha cabine, ainda achando que minha perna simplesmente adormecera por eu ter ficado mergulhada até a cintura na corrente fria por meia hora. Mais tarde, porém, ainda que eu batesse o pé repetidas vezes enquanto caminhava para juntar-me ao grupo do seminário, a dor não voltou. Já que o seminário prosseguira por duas semanas, decidi não contar nada a respeito disso e apenas observar cuidadosamente a perna durante esse tempo.

A perna continuou a funcionar bem, livre de dor. No final do seminário, Dora e eu estávamos sentadas na grama respondendo a perguntas de última hora. Por fim, todos foram embora e eu contei a Dora o incidente e perguntei-lhe o que ela achava que havia acontecido. Ela examinou minha perna e depois disse: "Sabe, a gente não tem idéia da quantidade de prana que existe na água fresca e corrente." Eu não estivera pensando que isso havia sido um milagre, mas a simples verdade do que ela disse me espantou. Sim, compreendi, nós não valorizamos a abundância de energia vital à nossa volta, nas águas cheias de vida, nas árvores que respiram, no sol sempre presente, que nos dá vida, cuja emanação de prana é vital para o funcionamento de todo o nosso sistema solar.

102 Toque Terapêutico

O prana, essa energia que flui continuamente através de nós para nos manter vivos e saudáveis e que, quando necessário, nos ajuda a curar; este mistério maravilhoso que nos rodeia inteiramente, mas que é tão pouco percebido ou valorizado. O prana é a base do que chamamos de "processo vital" e dá alento a todas as criaturas (Avalon, p. 74). Suas funções de vitalizar e dar coesão à matéria do corpo físico provêm da força universal, Vayu (*va*, em sânscrito, significa "mover-se"; por exemplo, ritmicamente). Como já observamos no capítulo 4, o incessante aflorar do fluxo prânico se ajusta a cada pessoa através dos seus chakras. Esse fluxo prânico se revela na sua perfeita organização das forças essenciais do ciclo de vida; quando o movimento cessa, a vida também cessa.

O prana é um complexo de subsistemas, cinco dos quais são assimiláveis pelo corpo humano nesta altura de nossa evolução. Não somos capazes de observar a diferença entre o que está vivo e o que não está se não compreendemos que todas as formas de vida diferenciam seus sinais de atividade, como vitalidade ou fluxo prânico, por meio de funções que refletem um ritmo de movimento essencialmente ordenado, que se acha estritamente ligado a um admirável sincronismo de função. Esse ritmo pode ser percebido até mesmo nas mais fundamentais formas de respiração, pulsação e movimento coordenado. Um exemplo da combinação dos últimos dois fatores é a peristalse do intestino, que evacua os excrementos sólidos do organismo; e um exemplo da integração dos três fatores está na inspiração e expiração dos pulmões, que removem os resíduos da respiração.

O Mantra Silencioso

Dizem que o próprio ciclo de inalação-exalação é um mantra que "não é recitado, pois é repetido sem volição" (p. 77). Ele opera independentemente de nossa consciência desperta, e seus processos auto-reguladores funcionam a partir de um nível subconsciente que só de vez em quando se submete à vontade consciente. Por isso se diz que o prana não trabalha no nível da inalação e da exalação, mas no nível do dinamismo essencial. Mesmo no nível molecular que sustenta as ondas de pulsação da peristalse, um ritmo cadenciado de forças dos processos metabólicos funciona no interior dos microtecidos do intestino. Além disso, a periodicidade caracteriza a base celular do próprio processo respiratório. Na circulação sangüínea, encontramos a deposição uniforme, cadenciada, de moléculas de oxigênio, ligada ao simultâneo influxo de moléculas de dióxido de carbono, à medida que a circulação sangüínea irriga cada célula, suprindo-a de oxigênio novo para realizar as funções cruciais do processo de oxidação que serve de combustível para as funções orgânicas. A incessante batida do coração, o esvaziamento cíclico da vesícula biliar e as funções de todo o sistema geniturinário são apenas alguns dos incontáveis exemplos da periodicidade fisiológica. De fato, descobrimos este sinal característico de evidente sincronismo ressoando por todo o corpo humano quando ele realiza as suas atividades diárias de vida.

É esta afirmação universal do movimento rítmico primordial (para lá e para cá, dentro-fora, partícula-onda) que forma a base dos estados momentâneos de equilíbrio que o terapeuta se esforça para ajudar o paciente a alcançar através da projeção de energia de cura no Toque Terapêutico. Um dos indícios que evidenciam essa periodicidade acha-se espelhado no próprio processo de Toque Terapêutico. Sempre que dois terapeutas trabalham simultaneamente com um paciente, conquanto possam fazer as avaliações da condição do paciente separadamente, no seu ritmo individual, eles precisam coordenar perfeitamente seus atos de reequilibração para que a cura beneficie significativamente o paciente. Com efeito, se não estiverem sincronizados, eles poderão afetá-lo adversamente. Para quem observa essa interação entre os terapeutas, é como se estivesse sendo dançada uma suave e graciosa pavana na delicada trama do campo de energia do paciente. E, à medida que ele passa a responder a esse ato compassivo, porém gracioso, de cura, ele se junta à dança numa execução ainda mais bela.

A Corrente de Energias Vitais

Conforme já foi dito no capítulo 4, as energias humanas fluem dos chakras e estão sujeitas à sua influência. Essas forças vitais são canalizadas para dentro do campo de energia vital do indivíduo através dos nádis. Supõe-se que existam 72.000 nádis que atuam como miniductos ou canais de energia no transporte dos fluxos prânicos. Os nádis têm sido comparados à minúscula rede de fibras que conduz nutrientes em todas as folhas das árvores. Dizem que quando o prana percorre os nádis, ele serve como meio de transporte para *citta*. Citta é o aspecto de nossas percepções que nos põe em contato com o meio ambiente através da absorção dos sentidos.

Numa tradução imperfeita, pode-se dizer que os elementos essenciais do prana fluem através do chakra do baço de cada pessoa, onde cinco dos seus sete subsistemas são convertidos em forma assimilável e distribuídos em várias combinações dos subsistemas por meio dos nádis. Essas unidades ou conjuntos vitalizam os órgãos e tecidos principais do corpo. Quando esse processo se completa, essas unidades de prana fluem no campo de energia vital e se encontram na região entre as duas omoplatas, na confluência do plexo braquial. Esse fluxo de prana desce então pelo complemento não-físico de energia vital dos braços até o ponto chamado de "nó" (granthis) do pulso. As correntes prânicas são reconstituídas nos seus cinco subsistemas originais, que saem cada qual através de um dos cinco dedos da mão.

Os Subsistemas do Prana

Embora as funções até certo ponto se sobreponham, conhece-se a exata especialização das funções dinâmicas e vitalizantes repartidas entre os subsistemas (ver figura 6). Admitindo-se que o prana é uma força universal, definem-se individualmente as funções de seus cinco subsistemas.

O primeiro subsistema é também chamado de prana e se diz que ele reside na região do coração, num lugar chamado de "A Morada da Mãe". Ele constitui o sutil complexo energético que sustenta fundamentalmente o processo de vida; como já mencionamos, o subsistema prana nos obriga, por exemplo, a respirar. A fisiologia ocidental afirma que a inspiração automática é causada pela diferença nos graus de pressão nos pulmões após a exalação. Contudo, pressão nada mais é do que "a aplicação de uma força constante sobre uma área uniforme", e nesse contexto, o substrato dessa "força constante" tem um nome — prana — acrescido de algumas características conhecidas.

O segundo subsistema chama-se *udana*. Sua esfera de responsabilidade está na região da garganta, e ele causa o movimento ascendente de expiração. Pelo uso da mente, o udana possibilita a fala e desperta a energia em forma de som, o chamado "mantra" (da raiz sânscrita *man*, "pensar"). O terceiro subsistema é *apana*, que se localiza na região inferior do intestino, nos domínios do chakra mulhadhara. Avalon o chama de "respiração" descendente porque ele faz um movimento de atração contrário ao do prana e pressiona para baixo. Ele produz vários fluxos de secreção e controla as principais funções de excreção do organismo.

Samana, o quarto subsistema, situa-se no umbigo, na região do chakra do plexo solar. Ele é chamado de "o fogo que tudo nivela", o que parece ser uma alusão ao processo de oxigenação pelo qual as funções metabólicas básicas do organismo são realizadas. O samana "acende o fogo corporal" e regula as faculdades de assimilação, digestão e respiração. O quinto subsistema é *vyana*, que penetra o corpo inteiro e resiste à força de desintegração. O vyana proporciona a força de coesão no nível molecular, de tal modo que o corpo e suas partes se mantenham unidos. É considerado a causa do movimento muscular (e inclusive do movimento no interior do próprio tecido muscular, como nos efeitos ondulatórios do tecido muscular liso). Também se acha envolvido na circulação do sangue e nas funções metabólicas. Além disso, menciona-se a existência de aspectos ou minissistemas secundários que estão relacionados com reflexos involuntários, tais como o bocejar, o soluçar e o abrir e fechar dos olhos (p. 78).

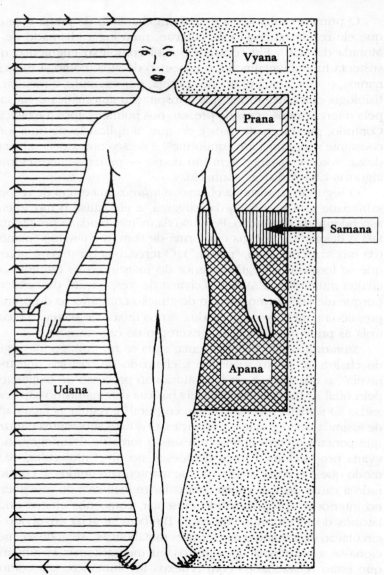

FIGURA 6: Subsistemas do Prana.

Através de seus subsistemas, o prana impregna todas as atividades pelas quais definimos a vida. Ele estimula e permeia todas as criaturas da vitalidade, do vigor e da vivacidade que caracterizam a animação e o bem-estar. A história e a tradição comprovam, e a ciência concorda, que o ser humano é a única criatura que, sendo capaz de controlar voluntariamente funções vitais como a respiração, pode também transferir seu dinamismo básico — o prana — a outra pessoa. Uma técnica para fazer essa transferência faz uso da respiração controlada. Outras técnicas incluem a fixação do olhar, a execução de certos movimentos com a mão e o uso da intencionalidade. As duas últimas são ferramentas tradicionais do Toque Terapêutico. Eu gostaria de examinar de que forma a respiração também pode ser considerada como aliada da interação do Toque Terapêutico.

Como o Toque Terapêutico Usa os Subsistemas do Prana

Fundamentalmente, no Toque Terapêutico o terapeuta procura modelar, reequilibrar ou unificar o campo de energia vital do paciente para que ele possa funcionar novamente como uma totalidade integral. Como isto ocorre é, para muitos, um mistério, assim como são um mistério os processos internos de outras modalidades de cura. Contudo, o terapeuta facilmente reconhece, ao trabalhar com o Toque Terapêutico, que a centralização da consciência, quando feita com competência como um ato interior, representa uma inegável fonte de poder.

Esse fato parece muito simples para o observador e também para o principiante; porém, a centralização amadurecida da consciência é, de fato, um ato complexo de exploração consciente do ser interior. Com o tempo, os efeitos psicofisiológicos do ato de centralização ficam mais profundos. A centralização é, pois, caracterizada por:

108 TOQUE TERAPÊUTICO

- Tranqüilização psicomotora e uma sensação de equilíbrio interior
- Redução significativa da tagarelice mental
- Sensação de atemporalidade
- Redução do egocentrismo da consciência
- Aumento significativo na simultaneidade de experiências de vida
- Mudança da visão de mundo
- Conseqüente mudança no estilo de vida
- Clareza no reconhecimento do poder da compaixão
- Respeito cada vez maior pela atenção consciente
- Compreensão mais nítida das próprias intuições
- Acesso à investigação profunda
- Entendimento tácito do esforço sem esforço

O terapeuta permanece centralizado durante toda a interação do Toque Terapêutico, mesmo quando passa para outras fases do processo. Quando precisa entender o que há de errado com o paciente, o terapeuta faz uma avaliação do campo de energia vital do paciente, cuja natureza se apresenta basicamente na forma de um luminoso que acende e apaga; ou seja, o campo é detectado diretamente pelos chakras da mão, que reconhecem o seu estado de equilíbrio ou desequilíbrio. Assim como na gravidez, parece que não existe um estado intermediário, embora se possam perceber várias qualidades secundárias como indícios adicionais. Em geral, portanto, a natureza do campo de energia vital do paciente se revela de duas maneiras para o curador: ou como tendo um fluxo livre ou como estando bloqueada ou lenta; há uma pulsação rítmica ou disrítmica do fluxo. A estrutura do campo parece seguir um padrão, ou as configurações no interior dela são aleatórias ou

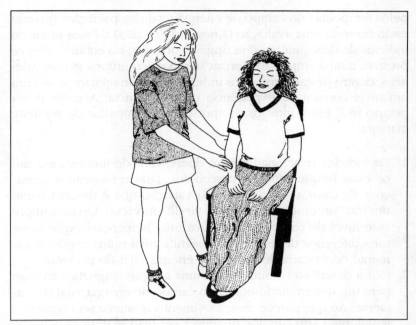

FIGURA 7: Terapeuta e paciente na aplicação do Toque Terapêutico.

desiguais, de modo que em termos gerais se tem a impressão de que há um equilíbrio dinâmico e ordem, ou uma sensação de irregularidade, desequilíbrio e instabilidade.

OS CONSTANTES INDÍCIOS DO CAMPO DE ENERGIA VITAL

Ao longo dos 15.000 anos de história do uso terapêutico das mãos, houve uma surpreendente constância nas descrições que os agentes de cura têm usado para especificar aquilo que eles percebem no campo de energia vital do paciente, indícios que mostram que o paciente está doente. Essa impressionante unanimidade na escolha de elementos descritivos também tem sido válida no último quarto de século para as descrições dos indícios detectados pelos terapeutas no campo de energia vital dos pacientes quando estão fazendo uma avaliação (Krieger, 1993, p. 31). Esses sinais ou indícios de desequilíbrio têm origem subjetiva; no entanto, eles se prestam a uma ampla categorização em cinco grupos gerais. Ademais, dentro de cada grupo, os indícios parecem relacionar-se com um nível comum de experiência ou consciência. A partir dessa perspectiva, esses indícios se apresentam agrupados da seguinte maneira:

1. Os indícios relacionados com diferenciais de temperatura são os mais freqüentemente percebidos. Dizem respeito a sensações de calor, de frio ou a uma variação que é descrita como um frio "profundo" que parece vir de um vácuo. Quase sempre esse nível de consciência implica uma percepção explícita de uma diferença de temperatura significativa numa região claramente demarcada do campo de energia vital do paciente.

2. Outra descrição comum é a de uma atração magnética da mão para um determinado ponto do campo de energia vital do paciente. Ao que parece, esse movimento acontece sem o controle voluntário do curador, quando a sua mão se desloca automaticamente para uma área específica, que então é reconhecida como estando em descompasso com o resto do campo. Quando isso ocorre, o curador parece estar empenhado em proceder a uma avaliação interna das percepções dos chakras da mão e talvez de outros fatores desconhecidos na ocasião. Descrições do tipo "congestão" ou "abundância" também são comuns neste nível de consciência.

3. Um terceiro nível de consciência envolve a clara utilização de metáforas, variadamente descritas como "formigamentos", "pequenos choques elétricos", "eclosão de pequenas bolhas", ou "câimbras". Estes indícios parecem imbuídos da expressão individual do curador, mas todos eles respondem a um método comum de reequilibração, que consiste em amortecer os sintomas pela indução da reação de relaxamento, ou por tranqüilo e firme "alisamento" do campo de energia vital com o propósito de "nivelar" a área.

PRANA: A ENERGIA QUE NOS AJUDA A CURAR

4. A sensação de pulsações rítmicas do campo de energia vital é um indício percebido com menos freqüência. Do ponto de vista subjetivo, as disritmias parecem ter uma relação evidente com os chakras do paciente e podem ter participação na doença.

5. Um profundo conhecimento verdadeiramente intuitivo da condição do paciente indica um quinto nível de consciência. Esse indício é menos freqüente, mas tem um alto grau de confiabilidade. Esse estado é percebido como uma evidente alteração da consciência comum.

A designação de níveis para essas experiências é arbitrária. A princípio, essas descrições pareciam ser apenas interessantes, e eu as tratei de maneira direta. Reuni esses dados de terapeutas que aplicaram o Toque Terapêutico no trabalho com seus clientes, e os classifiquei em categorias de acordo com características simples, flagrantes. Esses agrupamentos preliminares foram depois examinados à procura de indícios de conjuntos fundamentais de acordo com variáveis simples, como sinais que fossem facilmente distinguidos logo no início da experiência do terapeuta com o Toque Terapêutico (por exemplo, diferencial de temperatura e atração magnética). Outros sinais incluídos foram aqueles que pareciam expressar significados semelhantes para o terapeuta, assim como "formigamentos", ou "bolhas"; os que pareciam exigir um longo período de experiência antes de serem detectados, como o espectro rítmico-disrítmico; e aqueles cuja raridade parecia exigir uma sensibilidade que dependia da prática pessoal do terapeuta na aplicação do Toque Terapêutico, como a verdadeira compreensão intuitiva dos problemas do paciente. Com experiência adicional na aplicação do Toque Terapêutico, muitos terapeutas conseguem se relacionar facilmente com mais de um nível — detectando, por exemplo, indícios de diferencial de temperatura numa área do campo do paciente e um "formigamento" noutra. Outros conseguem se relacionar com mais de dois níveis e alguns, o que é raro, com todos os cinco níveis. Quando o terapeuta consegue entrar em contato com mais de um nível, parece haver predominância de um ou dois níveis durante o curso de uma avaliação individual.

Os Indícios Como Comunicação

Como já observamos antes, o nome dado ao indício pelo terapeuta no Toque Terapêutico parece ser uma metáfora que não pode ser aplicada literalmente — por exemplo, os diferenciais de temperatura. Não obstante, os indícios podem expressar um significado específico para outro terapeuta que aplica o Toque Terapêutico. Quando utilizados dessa forma, compreendemos que existem outros meios de comunicação que aparentemente são baseados em acontecimentos não-físicos, e que a comunicação tem uma validade pessoal tão sutil quanto as estruturas de energia vital de que tratam esses indícios. Neste momento, em setenta e cinco países do mundo o Toque Terapêutico parece ser uma possibilidade transcultural, inerente ao ser humano, e que pode ser compreendida em circunstâncias adequadas. Chegamos à compreensão de que essa sensibilidade, tão essencial à experiência do Toque Terapêutico, também poderia ser considerada uma potencialidade natural e que, por isso, se poderia abordar e descrever a avaliação do Toque Terapêutico como uma realidade subjetiva comum à maioria das pessoas.

As Bases Hipotéticas

As principais evidências comprovadas a respeito do modo como o campo de energia vital é utilizado são as seguintes:

- Nós sabemos como são os fluxos de energia vital.
- Eles parecem constelar-se em padrões.
- Os terapeutas são capazes de reconhecer esses padrões como indícios do estado equilibrado ou desequilibrado do campo de energia vital do paciente.
- As energias vitais têm vários níveis de organização.
- Os terapeutas com alguma experiência na aplicação do To-

que Terapêutico podem trocar entre si informações sobre essas energias vitais com um alto grau de confiabilidade.

- Eles são capazes de, conscientemente, modular, modificar, alterar e transformar esses indícios — por exemplo, transformar um indício de bloqueio ou lentidão num sinal de fluxo desimpedido. Como resultado, numa grande porcentagem de casos há um reequilíbrio dos fluxos de energia vital do paciente e uma redução dos sintomas, relatando o paciente um alívio da sua condição e uma sensação de bemestar.

O Lama A. Govinda, nome de destaque do budismo tibetano, observa que os chakras da mão, que constituem os meios de troca do terapeuta na prática do Toque Terapêutico, são "importantes centros de energia física... inferiores apenas aos principais centros situados no cérebro, na garganta, no coração, no umbigo e nos órgãos de reprodução" (Govinda, p. 55). Tendo notado que os movimentos das mãos expressam atitudes e, portanto, podem ser "expressões espontâneas de nossa consciência mais profunda", ele prossegue dizendo que quando uma pessoa faz uso terapêutico das mãos, as sucessivas posições delas assumem gestos que freqüentemente simbolizam experiências íntimas ou atitudes espirituais que estão se manifestando na consciência profunda, ou ainda comportamentos que podem estar além da percepção normal da pessoa. Esses gestos são chamados *mudras* (em sânscrito). Os mudras têm a capacidade de conduzir, quando não de controlar, a força universal, o prana, dentro do campo de energia vital de cada um. É de se supor que estes fenômenos também ocorram na interação do Toque Terapêutico, sobretudo quando ele for feito com uma intencionalidade baseada no conhecimento e movida pela compaixão.

Quando a interação do Toque Terapêutico é considerada no contexto de premissas básicas da psicologia contemporânea, chegamos à conclusão de que o ser humano é a única criatura sobre a face da Terra que tem controle voluntário sobre certas funções vitais. Quando associamos esse conhecimento às premissas de

114 Toque Terapêutico

Govinda de que essas funções vitais baseiam-se fundamentalmente em fluxos prânicos (que se originam dos cinco subsistemas primordiais da força universal, o prana) e ao fato de que os seres humanos são capazes de transferir prana para uma outra pessoa, o que mais podemos acrescentar que explique como a cura ocorre durante o processo do Toque Terapêutico?

Podemos reconhecer que é o ato de centralização profunda da consciência e a continuação desse estado de consciência durante todo o processo que constitui a fonte de legitimidade na interação do Toque Terapêutico. Para o terapeuta que aplica o Toque Terapêutico, a própria realização consciente do processo o força a reconhecer que, durante a fase de avaliação, há uma experiência direta do campo vital do paciente. A condição do campo do paciente se manifesta aos chakras das mãos e é interpretada pelo terapeuta através de um espectro de indícios subjetivos. Esses indícios são agrupados de acordo com a perícia, o grau de prática e/ou a sensibilidade do terapeuta às sutis energias humanas. Percebe-se também que a posição das mãos (e do corpo em relação a elas) durante o processo de cura ou de reequilíbrio pode ser considerada como mudras, que simbolizam experiências íntimas e atitudes espirituais que estão ocorrendo espontaneamente na consciência profunda do terapeuta durante o Toque Terapêutico. Além disso, sabemos que o reequilíbrio é orientado por uma decidida intencionalidade. A intencionalidade implica que esse ato de cura é firmemente conduzido não só pela vontade do terapeuta, que quer que o paciente melhore, mas também pelo seu objetivo específico de melhora. Esse objetivo baseia-se no conhecimento pessoal da condição do paciente, conhecimento esse adquirido durante a avaliação do Toque Terapêutico.

A Cura Como Metanecessidade

Esses processos dinâmicos originaram-se da expressão inicial de compaixão do terapeuta pelo paciente. A compaixão é um sincero e profundo sentimento de simpatia que busca ajudar ou curar, uma preocupação intensa e desinteressada por alguém que se encontra enfermo ou sofrendo. O poder inerente ao impulso de compaixão é surpreendente. Mais tarde, as pessoas ficam admira-das com o imenso esforço físico que dispenderam para atender às exigências da situação, ou os elevados valores espirituais que evocaram de seus recessos íntimos. As expressões de compaixão surgem de uma "necessidade de ajudar" ou de uma "necessidade de curar", que, a meu ver, são necessidades secundárias ou metanecessidades, um conceito introduzido pelo psicólogo Abraham Maslow. O desenvolvimento de uma teoria das necessidades humanas convenceu Maslow da importância crucial da metanecessidade para o bem-estar da psique. Isso o levou a concluir que, sem a expressão da metanecessidade na vida de uma pessoa, "...a alma com certeza morrerá". Nos limites de uma estrutura conceitual da necessidade de curar como uma metanecessidade, a história tem revelado que a natureza moral do quase-curador que se mostra incapaz ou relutante em seguir a orientação do impulso de compaixão também definha e deteriora.

Em contraposição, o que verificamos, nos casos dos agentes de cura que seguem o impulso de ajudar ou curar aqueles que precisam, é que as forças nascidas da compaixão se tornam aliadas tanto na resolução gradual da situação que manifestou o ato de compaixão, quanto no fortalecimento dos frágeis laços que os pacientes mantêm com seu ser íntimo. Terapeutas atestam que as forças irresistíveis e espontâneas da compaixão freqüentemente nos transportam a estados de consciência, ou, pelo menos, a vislumbres desses estados, semelhantes aos que foram descritos por místicos no passado. Quando examinamos a lista de características do ato de centralização enumeradas por um consumado terapeuta que aplica o Toque Terapêutico, constatamos que um dos sinais aí presentes é a crescente compreensão do poder da compaixão, e que os estágios que podem seguir-se assemelham-se às veneráveis metas traçadas pelos místicos e pelos filósofos.

A Hipótese do Mantra Silencioso na Cura

Podemos agora esboçar algumas hipóteses que talvez sirvam de terreno para investigações adicionais, mais formais, sobre a interação do Toque Terapêutico. Para acompanhar o desenvolvimento deste esquema, sugiro que você use uma cópia do exercício "Deep Dee" (ver p. 42), no qual registrou o processo de suas próprias interações do Toque Terapêutico. Valendo-se do "Deep Dee" para refrescar sua memória do acontecimento, verifique se as sugestões seguintes, para desenvolver uma hipótese viável sobre como o terapeuta processa energias humanas sutis que servem de ajuda ou de cura na aplicação do Toque Terapêutico, coincidem com a sua própria experiência; e acrescente seus comentários. Deve-se notar que ao fazer um exame minucioso destas interações dinâmicas, vemo-nos às voltas com detalhes em uma série de fases. Com isso, o sincronismo desses eventos se torna mais lento. Embora seja natural a ocorrência simultânea de vários desses fatores, de fato, durante o processo do Toque Terapêutico, o próprio tempo não se ajusta aos nossos conceitos habituais.

No início do Toque Terapêutico, o terapeuta é movido por um emergente impulso de compaixão. A dinâmica dessa vigorosa expressão humanitária serve para aumentar a sensibilidade em relação ao paciente. Centralizando profundamente a consciência, de modo que se torne mais atento à estabilidade de seu próprio ser interior, você começa a avaliação. Assim procedendo, sua sensibilidade fica mais aguçada para perceber os sinais que indicam a natureza dos fluxos de energia vital por todo o campo do paciente. Agora você está em posição de "escuta", mantendo um estado de consciência tranqüilo, porém alerta aos sinais emitidos pelo campo de energia vital do paciente, e uma sensibilidade aguçada às nuanças que indicam que o paciente é um ser total, na plenitude da sua expressão.

Enquanto os chakras das mãos estão em busca de indícios, não raro você se envolve num diálogo interior no qual se interroga sobre suas descobertas, identifica relações entre fatores no campo de energia vital, ou simplesmente se pergunta, "O que mais?".

Concluindo a avaliação e ainda centralizado, você decide de que forma pretende reequilibrar os fluxos de energia vital do campo do paciente e, em seguida, mobiliza essas técnicas. No momento considerado apropriado à situação, você reavalia o campo de energia vital do paciente para certificar-se da integridade dos fluxos de energia vital e de que o campo está realmente equilibrado.

Mudando ligeiramente de perspectiva, uma vez mais começaremos com o impulso inicial de compaixão que desencadeia a interação do Toque Terapêutico. A compaixão, conforme já observamos, é essencialmente um sentimento voltado para o bem-estar de outrem. A pessoa interessada se encontra totalmente à disposição do paciente, e o poder da compaixão atua no sentido de integrar os esforços do agente de cura em benefício do paciente. O efeito de propagação dessa poderosa corrente reforça a confiança e a determinação do terapeuta no sentido de ajudar o paciente. A compaixão é um ato positivo. Ela é acompanhada pela inabalável certeza de que o terapeuta deve agir de modo a satisfazer as necessidades do paciente. Esta certeza, associada ao forte desejo de ajudar, serve para integrar as ações do terapeuta durante o Toque Terapêutico.

Quando o terapeuta está centralizado, as atividades psicomotoras se acalmam e uma delicada sensação de equilíbrio interior se espalha. Isso proporciona uma ressonância harmônica, em contato com a qual os desequilíbrios mais graves no campo de energia vital do paciente sobressaem nitidamente à medida que o terapeuta avalia o estado do paciente. O ato de centralização serve também para coordenar aspectos da consciência mais profunda do terapeuta e, quando esses aspectos do ser interior são requisitados, o terapeuta tem a oportunidade de levar a efeito potencialidades antes despercebidas que visam ajudar ou curar.

A avaliação do Toque Terapêutico é uma experiência direta do campo de energia vital do paciente e funciona com fonte de conhecimento pessoal a respeito dele. A qualidade desta relação se aprofunda com o decorrer do tempo. Essa elevação da consciência, proporcionada pela experiência de centralização, serve como meio de controle para diferenciar e caracterizar os sinais interceptados pelos chakras das mãos. Estas informações codificadas de modo pessoal funcionam como base das conexões observadas entre sinais captados e outros fatores relativos à condição do paciente, e como idéias para intervenção terapêutica, suposições e sugestões. Dessa miscelânea de percepções, o terapeuta traçará um plano para reequilibrar o campo de energia vital do paciente.

A fase de reequilíbrio propriamente dita distingue-se por uma atmosfera de atenção concentrada e de visualização sensível à medida que o terapeuta procura seguir as sugestões apreendidas pela consciência profundamente centralizada. Esta fase poderá incluir posturas das mãos em gestos novos ou originais. Chega um momento decisivo, apenas perceptível, em que o terapeuta sabe que o sinal captado está novamente em equilíbrio. A própria reavaliação do Toque Terapêutico é um resumo do território conhecido, para avaliar se o sinal que está sendo trabalhado continua ativo (indicando que o campo de energia vital ainda não está equilibrado), se o processo de reequilíbrio alcançou o que o terapeuta previra e se os fluxos de energia vital do paciente foram propriamente retomados. A avaliação também verifica outros aspectos da interação, cuja relação ou significado talvez agora fique mais evidente ao terapeuta.

Para acrescentar uma dimensão final a essa investigação, considere uma das funções fisiológicas primordiais que constitui a base dessas funções integradas do corpo, das emoções, da mente e dos ideais: a respiração. A respiração, é claro, acompanha todos os fatores de interação acima mencionados; contudo, sua própria ubiqüidade pode ser a razão por que negligenciamos sua possível importância para as funções cruciais do processo do Toque Terapêutico. A posição física do corpo e de suas extremidades, o envolvimento emocional no momento, o controle mental que vem na esteira da intencionalidade, os comportamentos arquetípicos que são trazidos à luz pelos insistentes anseios de uma resposta movida pela compaixão, tudo isso influencia o ritmo, a profundidade e o fluxo metabólico inerentes ao ato de respirar.

Em termos simples, as diversas etapas do Toque Terapêutico fazem com que o terapeuta use sua respiração de maneiras diferentes para reforçar as expressões desses envolvimentos terapêuticos: uma alteração no padrão de respiração quando ele se centraliza; uma curta retenção da respiração e, em seguida, um ritmo constante de respiração que mal se percebe quando ele se concentra em novos dados; e um simultâneo uso da respiração para mobilizar, dirigir ou modular as forças apropriadas para reequilibrar o campo de energia vital do paciente. A intencionalidade envolvente também afeta a respiração, pode-se dizer, subvocalmente. Os padrões de respiração que acompanham cada fase do Toque Terapêutico fazem com que o ar inalado exerça uma pressão variável sobre os tecidos moles da cavidade oral e do esôfago, assim como sobre as suas redes circulatórias e neurais básicas. Desse modo, os fluxos dos subsistemas prânicos, que acompanham essas estruturas anatômicas, também são significativamente afetados, e esse conjunto todo reforça, sinergisticamente, os efeitos energéticos das posturas em forma de mudras, embutidas no processo do Toque Terapêutico.

Dizem que a respiração e a mente se influenciam mutuamente. Refletindo mais uma vez na afirmação de Govinda de que a respiração é chamada de "mantra silencioso", podemos fazer uma analogia entre o efeito da respiração durante a interação do Toque Terapêutico, na sua forma plena, e o efeito da respiração durante a entonação de um mantra.

O conceito de mantra inclui a idéia de um irresistível impulso para expressar uma imagem mental, de modo que um mantra é um instrumento pelo qual se cria uma imagem mental, dando realidade à intencionalidade do mantra. Podemos então supor que a clara visualização da interação não-física, que desempenha um importante papel no Toque Terapêutico, seja igualmente provocada pelo padrão de respiração (acompanhado pela mente) do terapeuta no exercício do Toque Terapêutico? Assim como ocorre no mantra, as energias produzidas são bloqueadas ou redirecionadas sob a coação das forças da intencionalidade e da vívida visualização que a acompanha, sendo ambas utilizadas pelo terapeuta para reforçar a direção ou a modulação de energias vitais. Assim, no ato de voltar-se para dentro, o mantra silencioso do padrão de respiração

120 · TOQUE TERAPÊUTICO

do terapeuta transforma-se numa vibração inaudível. Nos textos antigos sobre mantra ioga, se diz que essa vibração interior tem um efeito ressonante nos subsistemas do prana, que, neste caso, estão atuando como um todo integrado em benefício do paciente. Diz-se ainda que, para que esse ato de cura seja plenamente expresso, ele deve antes ser realizado no âmago do coração humano. Assim, pode-se considerar a compaixão como um aliado; é nela que se fundamenta a necessidade de curar do terapeuta durante o Toque Terapêutico para que essa realização possa se transformar em vibrante força ativa de cura e de afirmação da vida. Quando é este o clima da interação do Toque Terapêutico, não é necessária nenhuma magia para que as perspectivas acima descritas sejam tocadas pela realidade.

RESUMO

Um sistema conceitual dentro do qual o dinamismo básico do processo do Toque Terapêutico possa ser examinado concebe o prana como a energética fundamental que anima todos os seres vivos. O prana funciona no indivíduo como um complexo de cinco subsistemas de fluxo vital, cuja principal característica é o movimento rítmico. No ser humano, essas energias vitais fluem pelos canais de energia, circulando e distribuindo combinações destes subsistemas do prana, cada um dos quais tem funções específicas.

Os seres humanos são as únicas criaturas da Terra capazes de controlar determinadas funções vitais, como a respiração, e de transferir voluntariamente o prana para um outro ser. O Toque Terapêutico constitui um dos modos pelos quais o prana pode ser assim transmitido. A fonte de poder no Toque Terapêutico é o ato de centralização da consciência, um estado que continua durante toda a interação do Toque Terapêutico. O Toque Terapêutico é um ato de exploração consciente, por parte do terapeuta, de aspectos de seu ser interior. O exercício de centralização como visão de mundo e, posteriormente, como estilo de vida, tem várias características definíveis.

A avaliação do Toque Terapêutico é uma experiência direta, consciente, do campo de energia vital do paciente. Os terapeutas que aplicam o Toque Terapêutico são coerentes no que diz respeito à descrição das suas avaliações subjetivas, individuais, de desequilíbrios nos campos de energia vital de pacientes, e conseguem comunicar a outros terapeutas a validade dessas informações. Esses indícios, ou sinais descritivos, podem ser classificados em grupos que têm relação, durante a experiência, com a prática e/ou sensibilidade do terapeuta no Toque Terapêutico. O terapeuta pode, por exemplo, relacionar-se com um nível de percepção ou ser capaz de entrar em contato com vários níveis. No Toque Terapêutico, os chakras das mãos são os principais centros de consciência. Os gestos das mãos podem funcionar como mudras quando elas assumem posturas intencionais, e simbolizar sensivelmente experiências íntimas e atitudes espirituais. Os mudras têm a capacidade de conduzir e controlar o prana. Esses processos dinâmicos são postos em ação pela expressão inicial de compaixão pelo sofrimento do paciente, e atuam ainda para dar legitimidade aos esforços do curador para ajudar ou curar.

Durante a interação do Toque Terapêutico, o terapeuta muitas vezes se envolve num diálogo interior enquanto avalia a condição do paciente. Ele decide as estratégias a serem usadas e então permite que percepções que surgem da consciência profunda se integrem em avaliações conscientes. A fase posterior de reequilíbrio do campo de energia vital do paciente abrange posições importantes das mãos que talvez sejam novas ou originais para o terapeuta, diferentes do modo como ele as utiliza em atividades corriqueiras. Esses gestos, que se sucedem rítmica e suavemente um após outro, ao longo do processo do Toque Terapêutico, podem ser considerados como tendo aspectos semelhantes aos mudras.

Os gestos semelhantes aos mudras, feitos intencionalmente durante a interação do Toque Terapêutico, são reforçados por padrões de respiração que acompanham o enfoque concentrado do terapeuta para direcionar ou modular os fluxos dos subsistemas prânicos. Eles também estão ligados a padrões de respiração que expressam as atitudes e a própria intenção do terapeuta.

A respiração pode ser vista como um "mantra silencioso". Durante a interação do Toque Terapêutico, sob a influência da crescente premência da compaixão e do firme comprometimento da intenção, padrões respiratórios reforçados pelos gestos em forma de mudras servem para canalizar o fluxo dos subsistemas prânicos ativos, dirigindo e modulando expressões do processo do Toque Terapêutico que estão sendo realizados com o propósito de ajudar ou de curar alguém necessitado.

ALGUMAS PALAVRAS ADICIONAIS

Conforme observamos, tudo não passa de reflexões e especulações; na melhor das hipóteses, um esquema conceitual limitado por uma capacidade conceitual restrita. No entanto, essas reflexões e especulações surgem da experiência pessoal de processos não-físicos que instigam a mente.

Essa teoria precisará de comprovação objetiva para que tenha aceitação pública. Esse tipo de confirmação requer uma nova espécie de pesquisa. E quem responderá a esse chamado? Obviamente, as necessidades desta investigação "hi-touch"* são diametralmente opostas às metodologias e ao planejamento da pesquisa "hi-tech", precisando pois de uma percepção diferente. Contudo, um dos benefícios para o pioneiro perspicaz que conseguir satisfazer exigências tão rigorosas será o de obter um vislumbre original da questão: *Por que eu quero ser um agente de cura?*

---

* "Alta qualidade de toque" (N.R.).

6

O TOQUE TERAPÊUTICO COM UM TIPO DIFERENTE DE INTELIGÊNCIA

A Realidade Constante

Um estranho fenômeno pode ocorrer na vida dos que estudam em profundidade os efeitos de várias modalidades de cura. Acontece freqüentemente que, depois de seus estudos terem demonstrado a validade da cura (como uma modalidade de terapia diferente da medicina tradicional, alopática), o pesquisador relata amiúde uma necessidade pessoal de aprender a curar. A realidade constante da capacidade humana de ajudar pressiona o pesquisador com uma urgência incomum. Não é um exercício extremo de imaginação reconhecer que esse acontecimento curioso parece agir de modo contrário a um princípio bem conhecido da física; o princípio de complementaridade de Heisenberg. O princípio de Heisenberg afirma que as observações dos cientistas são em si mesmas suficientes para mudar o fenômeno que está sendo estudado. O estranho é que acontece o efeito oposto com relação à cura. Quando o pesquisador estuda este fenômeno — a cura —, o fenômeno é que muda o pesquisador. Isso, com freqüência, resulta numa transformação significativa no estilo de vida do pesquisador à medida que suas experiências de ajudar ou curar outras pessoas se aprofundam.

A cura como estilo de vida não é milagre; é trabalho árduo. A crença de que curar outras pessoas é uma potencialidade natural, na qual acredito firmemente, não minimiza o fato de que esse potencial só pode ser realizado num clima que contribua para as necessidades básicas dos outros. Para se manter saudável num meio tão exigente, o curador deve associar o respeito pelos outros com o reconhecimento salutar de suas próprias necessidades. De conformidade com essa preocupação, o curador demonstra um comprometimento com a cura e, graças a isso, seu estilo de vida se revela. No entanto, é somente no trabalho gradual, imposto por essa obrigação auto-expressa, que começamos a ter uma idéia clara da infinidade de mudanças acarretadas pela afirmação desta realidade constante.

O TOQUE TERAPÊUTICO: UM MODELO VIVO DE TRABALHO INTERIOR

O Toque Terapêutico é uma versão contemporânea de várias práticas antigas de cura. Essas habilidades de cura veneráveis abrangem pelo menos:

1. a constante centralização da consciência do curador como um cenário para o próprio processo do Toque Terapêutico
2. alguns aspectos da imposição das mãos
3. o uso terapêutico do campo de energia vital
4. a visualização
5. o uso inteligente dos próprios chakras do terapeuta
6. o uso da respiração na expressão da intencionalidade
7. a expressão do poder da compaixão

Um Tipo Diferente de Inteligência 125

8. a comunicação mental direta, sobretudo com aqueles que estão em situação crítica, à beira da morte ou incapacitados de se comunicar; ela também é proveitosa para crianças e pessoas psicóticas.

Parece que muitos processos estão envolvidos. Como eles se juntam num todo coerente? A resposta é: muito naturalmente. Nossa cultura tem uma tal compulsão a classificar que, ainda que tenhamos uma experiência de continuidade, nós nos condicionamos a pensar em termos de *bits* e *bytes*. Vamos examinar o processo real. Imagine que estou fazendo uma sessão de Toque Terapêutico com alguém que está doente, e que estou descrevendo a você o meu trabalho interior enquanto me esforço para ajudar ou curar essa pessoa. Eu quero demonstrar que, pelo menos, as técnicas acima mencionadas estão integradas quando são necessárias, quando o paciente e eu trabalhamos para alcançar o bem-estar. Como observamos anteriormente, porém, ainda que eu cite as técnicas uma após outra, você saberá que alguns aspectos deste trabalho interior estão ocorrendo simultaneamente. Lembre-se disso então ao começar a interação do Toque Terapêutico:

1. Estou centralizado. Sinto-me profundamente calmo interiormente, num lugar protegido e agradável.
2. Eu realmente quero e posso ajudar essa pessoa. Para isso tenho de fixar a atenção, com serenidade e habilidade, nas múltiplas facetas do meu ser, manter esse estado de unidade e, com determinação, usar esse clímax como um ponto de apoio de equilíbrio espontâneo para expressar o poder da cura.
3. Eu me posiciono decidido a ajudar ou curar essa pessoa, permitindo que o fluxo desse impulso persistente circule através de mim para o paciente.
4. Reconheço a pulsação rítmica dessa corrente prânica e uso a minha respiração com a intenção de ligar fluxos específicos de energia vital.
5. Enquanto trabalho, visualizo a direção e a modulação de energias vitais que atendam às necessidades do paciente.

126 · TOQUE TERAPÊUTICO

6. Entro em contato com meus próprios chakras e sou sensível aos seus diversos componentes de consciência.
7. Esta transferência de fluxo prânico vital é reforçada por uma onda de compaixão que envio ao paciente. Esta expansão humanitária de interesse pessoal também serve para dar ao paciente confiança, encorajamento e apoio emocional, na medida em que nos comunicamos mentalmente.
8. Transmito esses pensamentos com intenção específica; o paciente os reconhece e, numa expressão de alívio, ele freqüentemente verbaliza algo assim como: "Nunca fui tocado desta maneira antes", abrindo-se para a cura à medida que meu trabalho interior prossegue.

Conforme mencionei acima, essas oito antigas práticas de cura são apenas algumas daquelas utilizadas na aplicação do Toque Terapêutico. Contudo, sem dúvida nenhuma, o poder do Toque Terapêutico surge da centralização da consciência. Com efeito, este estado básico de consciência é a marca registrada do Toque Terapêutico e a contribuição inigualável que trouxe para a sociedade. Ele é a fonte do trabalho interior que nos abre para os planos superiores do ser.

Este trabalho pode ter efeitos eficazes tanto no paciente quanto no agente de cura ou terapeuta. É, pois, de extrema importância que o terapeuta tenha o cuidado especial de usar essas energias de maneira construtiva, com o máximo proveito para o paciente. O terapeuta não deve cair nas garras dos quatro terríveis dragões da auto-ilusão, que são os inimigos do Toque Terapêutico: a fantasia, o exagero, a impulsividade ou a credulidade, pois eles irão distorcer as energias vitais que você está projetando para o paciente.

Se efetuado com consciência, esse trabalho interior poderá levar a um conhecimento pessoal muito valorizado na medida em que você se voltar para dentro durante a interação do Toque Terapêutico e explorar os níveis mais profundos do ser. Rastreando ou seguindo o fluxo de sua própria consciência, numa autobusca alojada em segurança numa matriz de equilíbrio, o trabalho evolui para um ato de interioridade, um ato de atenção que poderá aju-

Um Tipo Diferente de Inteligência

dar você a obter uma fonte confiável de legitimação muito além da imaginação mais extravagante.

Todavia, você dá tudo de si nesse momento, e como é que o terapeuta responsável reconhece o que esse "tudo" implica? Porque faz parte da natureza da interação de cura que o curador projete um senso de vigor, estados de humor específicos, emoções sinceras, pensamentos e aspirações para o paciente, é importante considerar exatamente o que significa esse acúmulo de coisas pessoais que às vezes jogamos sem querer sobre o paciente, junto com nosso profundo desejo de ajudá-lo.

Talvez as emoções mais fortes provenham da nossa motivação de curar, em primeiro lugar. Estes padrões coesos de energias vitais contêm qualidades fundamentais que, na verdade, chamamos de padrões — padrões de comportamento como hábitos, disposições emocionais ou estados de humor. Estes últimos estados todos nós conhecemos, mas eles são também os de definição mais vaga. Nossa ignorância sobre este fortíssimo aliado, o estado de humor, é uma desgraça. No entanto, recentes pesquisas biocientíficas têm demonstrado que este estado afetivo comum e familiar é essencial à estimulação dos neuropeptídios em todo o corpo, como as endorfinas e encefalinas que controlam os níveis de dor e estimulam o sistema imunológico do organismo à ação. Portanto, na qualidade de pessoas comprometidas em ajudar os outros, precisamos ter viva consciência dessa disposição comum, mas cuja definição não está amplamente detalhada. O exercício Explorações do Ser 10, "Evidências Naturais de Estados Emocionais", abaixo, foi planejado para servir de subsídio na identificação fundamental desse estado emocional.

Explorações do Ser 10

Evidências Naturais de Estados Emocionais

Observação: Talvez o meio mais direto de apreender nossos próprios estados de espírito esteja no nível físico, onde há várias

128 TOQUE TERAPÊUTICO

evidências, ou critérios básicos naturais, que podem aguçar a nossa percepção de um estado afetivo num determinado momento. Para fazer o exercício abaixo, você poderá ficar em pé ou sentar-se; porém, a posição em pé o deixará mais atento para captar indícios de seu estado de espírito.

Material
Um diário ou bloco de anotações e caneta.

Procedimento
1. Comece por centralizar a sua consciência.
2. Sinta a atração da gravidade nas suas extremidades e observe se você opõe forte resistência a essa atração, fica inquieto sob a constante pressão dela, ou simplesmente não se apercebe do efeito da gravidade sobre você.
3. Agora fique atento ao seu equilíbrio enquanto estiver de pé ou sentado. Você tem a sensação de que o seu tronco está se inclinando para um dos lados? Você está pendendo para a frente ou para trás? Sente tensão no pescoço? Nas costas? Como descreveria seu estado físico?
4. Volte a atenção para a sua respiração e observe o ritmo da inspiração e da expiração. Em que ponto está ocorrendo a sua respiração? No peito? Parece que a sua inspiração chega até o abdômen? Você sente que está prendendo a respiração ou se sente bem oxigenado? Existe algum estado emocional associado à sua forma de respiração?
5. Agora dirija sua atenção para a luz do aposento e observe como ela afeta você. Há tensão nos músculos em torno dos seus olhos? Rápidos e curtos movimentos do olho são naturais; existe, porém, alguma coisa incomum ou incômoda nesses rápidos movimentos do olho? Qual a sensação nos seus olhos quando você os fecha por um ou dois minutos? Você se sente relaxado com os olhos fechados, ou mal consegue esperar o momento de abri-los novamente?
6. Você está atento aos sons que o cercam? Qual é a natureza desses sons? De que maneira eles o afetam?
7. Faça algumas inspirações lentas e profundas e reflita no que esses sinais físicos revelam a respeito do seu estado de espírito.

Um Tipo Diferente de Inteligência   129

Anote as impressões que as sensações físicas despertam em você.

8. Examine cuidadosamente a lista quando tiver terminado. Esteja alerta a quaisquer idéias ou sentimentos que brotem dentro de você e anote-os na margem do seu diário.

9. Releia todas as suas anotações, inclusive as idéias concomitantes, e anote a disposição ou estado de humor que surgir. A questão decisiva a enfrentar é, naturalmente, esta: Você gostaria que esse padrão de energias vitais fosse incluído nas projeções que você enviaria a um paciente durante uma sessão de Toque Terapêutico? Essa pergunta exige uma resposta honesta que só você pode dar, e é importante que você a forneça.

Projetando Emoções Durante o Toque Terapêutico

No nosso meio cultural, poucas são as pessoas conscientes do turbilhão de desejos e sentimentos descontrolados que moldam a nossa experiência pessoal enquanto executamos a rotina de atividades diárias. Como terapeutas que praticam o Toque Terapêutico, é bom nos lembrarmos do que estamos fazendo, ou deixando de fazer, quando projetamos nossas próprias energias vitais supostamente a serviço dos outros. Em simples palavras, isso quer dizer que quando o curador se encontra perturbado, ele também irradia essa perturbação. Para transformar uma atitude emocional possivelmente indiferente em uma expressão consciente, responsável, reveja suas respostas ao exercício "Explorações do Ser 10" e pense em como poderia desenvolver esse exercício e transformá-lo, na sua prática do Toque Terapêutico, em lição de casa para os pacientes, para os quais ele pode ser apropriado. Esse exercício é simples, estimula a objetividade e talvez seja útil para ambos, paciente e terapeuta, pois não existe maneira melhor de aprender do que ensinar uma outra pessoa.

O hábito de usar emoções incipientes como fragmentos mal desenvolvidos ou subdesenvolvidos do fluxo de energia vital pode ser decisivo para a nossa saúde. Por exemplo, depois de um sen-

130   Toque Terapêutico

timento de raiva não-resolvido ou não-reconhecido, a pessoa muitas vezes se sente desamparada, esvaziada de energia, e poderá apresentar sinais de esgotamento físico ou emocional. Ou então, alguém que tenha se entregado inconscientemente à depressão dará a impressão de se encontrar em um estado de letargia profunda, desapercebido da vida que o cerca, e perde muitas vezes o interesse em satisfazer necessidades primordiais, comendo pouco e bebendo uma quantidade insuficiente de líquidos. Da mesma forma, o medo inconfesso imobiliza, um ressentimento não-percebido corrói lentamente nosso nível de energia vital, um sentimento de culpa mal resolvido sufoca a espontaneidade e a criatividade, e uma tristeza opressiva quase sempre nos separa daqueles de quem gostamos. Esses estados emocionais amorfos, malformados, podem, porém, afetar consideravelmente o sistema nervoso autônomo e o sistema endócrino, só para citar dois campos principais que podem reduzir prontamente um estado de bem-estar. Se exasperados em demasia, a pressão aumenta, e assim os órgãos vitais, como o coração, o sistema digestivo ou o cérebro, também correm o risco de vir a ser afetados. O histórico de seqüelas secundárias pode prosseguir indefinidamente; por isso é importante o trabalho preventivo para ajudar os que não sabem como libertar-se dos padrões de reações automáticas e inconscientes, substituindo-os por um trabalho interior consciente.

A Identificação dos Padrões de Energias Humanas

A identificação do nosso padrão de percepção é um dos meios fundamentais pelos quais compreendemos o mundo à nossa volta. O padrão atua como um modelo ou exemplo das idéias associadas à confirmação e, quando o padrão é analisado, temos a compreensão das suas características.

A identificação do padrão se nos afigura bastante proveitosa na fase de avaliação do Toque Terapêutico. Nessa fase, usamos todos os sentidos à nossa disposição, de tal modo que, quando vemos um paciente pela primeira vez, fazemos uma avaliação "vi-

UM TIPO DIFERENTE DE INTELIGÊNCIA 131

sual" de sua condição, perguntando efetivamente: Que impressão ela nos causa? Essa averiguação preliminar motiva uma avaliação subjetiva que reduz nossas reações emocionais de confirmação, e de novo nos questionamos: Como ela se afigura? Quase sempre no nosso meio cultural ocorre um rápido e racional exame que desperta uma avaliação mais relacional quando consideramos: Qual é a conexão entre os fatores interagentes? Com uma considerável amplitude de visão, poderia ainda nos ocorrer uma avaliação mais coesa na medida em que consideramos o contexto dessa relação no esquema mais amplo das coisas — por exemplo, da perspectiva do benefício maior. Mas, do ponto de vista do Toque Terapêutico, esses simples dados não são suficientes. O Toque Terapêutico busca indícios da condição do paciente que transcendem os estados psicológicos provocados, os estados de forte expressão intelectual ou os estados de classificação filosófica. A avaliação do Toque Terapêutico busca descobrir as bases dinâmicas subjacentes desses estados condicionados no próprio campo da energia vital. Os tipos de informação que procuramos têm que ver com um sentido de simetria do campo da energia vital e com os fatores recíprocos, o fluxo homeodinâmico e a integridade fundamental.

Na aplicação do Toque Terapêutico, o terapeuta deve ir além dos simples componentes da lógica, pois os efeitos críticos do campo de energia vital concernem ao não-físico de um modo dinâmico em que as leis do ser têm uma singularidade própria que requer um tipo diferente de inteligência, uma sabedoria que se estende além dos cinco sentidos principais.

Essa busca além dos nossos sentidos comuns de informações sobre a condição do paciente aumenta e aprofunda a nossa sensibilidade em relação aos outros. No entanto, este processo exige uma empatia que, se não for bem manejada, poderá se transformar numa identificação íntima demais com o cliente. Assim, é preciso cautela: em vez de ajudar o paciente com o problema, o próprio terapeuta é que se torna o problema. Portanto, convém monitorar a sua própria motivação para garantir um reconhecimento honesto das necessidades que estão sendo atendidas por esse relacionamento. Se, no entanto, estivermos verdadeiramente

132 TOQUE TERAPÊUTICO

centralizados, haverá uma condição segura corretamente colocada; o processo mesmo de centralização funciona como um critério
interior de aferição de tudo o que não está em equilíbrio, e assim
raramente surge o problema. Não obstante, é responsabilidade do
terapeuta ser autoconsciente. Mais do que as outras pessoas, cada
um de nós deve, pois, estar pronto para responder pelas divagações
da sua mente, o instrumento mais importante da nossa profissão.

A SENSIBILIDADE AOS SINAIS NO CAMPO DE ENERGIA VITAL

Conforme mencionamos no capítulo anterior, os chakras das
mãos são importantes centros de percepção psíquica e, conseqüentemente, em condições adequadas, os sinais percebidos podem se constelar, permitindo uma clara visualização da condição
do paciente. Essas informações são tão preciosas quanto raras,
pois fornecem a possibilidade de usar a avaliação do Toque
Terapêutico como base de um novo meio de comunicação com
outras pessoas com semelhante grau de consciência.

Na avaliação do Toque Terapêutico, traduzimos a experiência
direta do campo de energia vital do paciente na forma de sinais.
Sinais são irregularidades ou "diferenças" apreendidas que dão ao
terapeuta uma indicação de vários tipos de desequilíbrios presentes no campo. Eles constituem padrões do fluxo de energia vital.
De fato, tudo no universo é um exemplo característico do fluxo de
energia. A Natureza nos fala por meio de símbolos, e através da
identificação do modelo, compreendemos o significado da organização de um objeto.

Com a prática, ficamos mais receptivos, não apenas a sinais
espaciais, senão também a sinais rítmicos que servem de horizon-
te para as interações do campo de energia vital. Isso não é de
estranhar pois, conforme já discutimos antes, dizem que o prana
provém do elemento Vayu, cuja característica inata é o ritmo. Essa
marca está impressa nos sistemas vitais do organismo, através do
qual o prana circula. Quando alguma coisa dá errado, é muito
embaraçoso captar sinais que são dissincrônicos. Como enfermei-

Um Tipo Diferente de Inteligência 133

ra, uma das minhas mais espantosas experiências tem sido constatar mudanças significativas no ritmo de sinais dos campos de energia vital de pacientes em quem se implantam aparelhos mecânicos de apoio aos órgãos — como marca-passos cardíacos — ou que estão ligados a uma aparelhagem tecnologicamente sofisticada que simula funções vitais — como um aparelho de hemodiálise, um respirador artificial ou um catéter intravenoso. A base rítmica natural do campo de energia vital do paciente é amiúde substituída por um batimento mecânico perceptível que se assemelha às oscilações periódicas dos mecanismos implantados no corpo. No caso do aparelho de hemodiálise que tem sido usado por um longo período de tempo, observei que a cadência de imitação mecânica persiste no campo de energia, mesmo quando a pessoa não está ligada ao aparelho. Embora esses efeitos tenham sido clinicamente comprovados por muitos outros terapeutas que aplicam o Toque Terapêutico e que trabalharam comigo, esta é apenas uma das muitas descobertas na prática clínica do Toque Terapêutico que exige um estudo controlado mais rigoroso e ampla reflexão teórica dos efeitos verificados antes que possamos avaliar adequadamente o que significa essa mudança no ritmo fundamental da vida.

Ademais, sinais presentes nos campos de energia vital de outros seres vivos podem ser captados do mesmo modo que fazemos com os campos dos pacientes humanos e, realmente, isto se torna o centro de jogos interessantes e desafiadores, como mostraremos no capítulo 8. Por exemplo, podemos muito facilmente captar sinais nos campos de energia vital das sementes. As sementes têm um núcleo vital forte — é por isso que grandes carvalhos, de 27 metros de altura, brotam de pequeninas bolotas. Descobri esse traço surpreendente de alta potência muitos anos atrás, quando fui adotada por uma família de índios norte-americanos que me presenteou e me ensinou a usar uma bolsa medicinal que continha vários itens. Dois deles me interessaram particularmente — sementes de milho e pólen de taboa madura. Embora se trate essencialmente de sementes, cada uma é utilizada de uma maneira, e fiquei curiosa para saber se as energias vitais delas eram qualitativamente diferentes. Fiz uma avaliação de Toque Terapêutico em

134 Toque Terapêutico

ambas e fiquei intrigada ao constatar que elas eram, de fato, diferentes. Esse estudo foi tão divertido que inventei um jogo, que relato em Explorações do Ser 11, "Idéias Seminais", para que você também se divirta. Duas ou mais pessoas podem participar desse jogo, ou uma só pessoa pode explorar-lhe as possibilidades.

Explorações do Ser 11

Idéias Seminais

Material

1. Um punhado de sementes naturais de milho, de pólen de taboa e de pedrinhas mais ou menos do mesmo tamanho das sementes de milho.
2. Três saquinhos de pano feitos do mesmo material. Em cada saco coloque um punhado de um dos três itens acima mencionados.
3. Um cartão de pontos e uma caneta.

Procedimento

1. Todos os participantes começam centralizando-se.
2. Se duas pessoas participarem do jogo, decide-se por cara ou coroa quem será a primeira; a esta pessoa vamos chamar de "A".
3. "A" se posiciona diante de uma mesa e fecha os olhos ou usa uma venda.
4. Á outra pessoa, "B", põe os três sacos sobre a mesa, bem diante de "A", numa ordem qualquer; contudo, os sacos devem ficar afastados um do outro cerca de 15 cm. Quando os sacos já estiverem colocados, "B" informa "A" e se afasta.
5. De olhos vendados, "A" pode se aproximar o mais perto que desejar. Quando "A" estiver na sua posição, estende as mãos e faz uma avaliação de Toque Terapêutico de cada saco sem tocá-los ou, de uma só vez, "A" poderá colocar um saco na palma de uma das mãos e fazer a avaliação com a outra mão

suspensa sobre o saco. "A" descreve o campo que envolve cada saco e diz o que acha que contém cada saco.
6. Verifica-se, então, o conteúdo de cada saco. Obtêm-se dois pontos para a identificação correta de cada saco. Se "A" identificar todos os três sacos, obtém um prêmio especial de 10 pontos.
7. Agora é a vez de "B". Enquanto "A" arruma os três sacos sobre a mesa, "B", de olhos vendados, leva um minuto para se centralizar e, em seguida, tenta determinar o conteúdo dos três sacos, de acordo com a instrução dada acima.
8. Cada pessoa poderá fazer três tentativas. Ganha a pessoa ou o time que obtiver maior número de pontos.

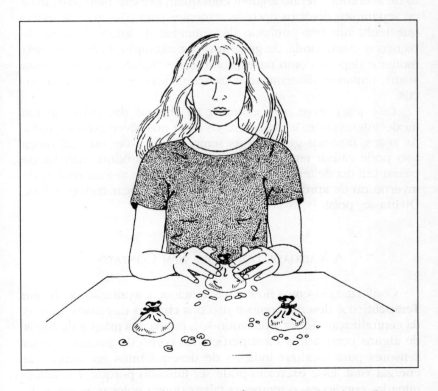

FIGURA 8: Avaliando a energia dos sacos "misteriosos".

136 TOQUE TERAPÊUTICO

Observação: As qualidades que constatei nos campos de energia vital das sementes de milho e do pólen de taboa eram nitidamente diferentes. O milho tinha uma concentração de calor marcante e muito forte. O calor era claramente definido, surpreendentemente forte e constante. O pólen de taboa desprendia uma energia mais sutil, porém robusta, uma sensação de frescor, mas não de frieza. Parecia haver nele um ritmo regular e uma qualidade generalizada em todo o campo que pode muito bem ser descrita como um "brilho elétrico". A qualidade característica das pedras parecia depender da sua fonte. Diverti-me muito substituindo as pedras por pequenos cristais de quartzo. Quando sinto um espírito de aventura e tenho alguém com quem brincar, meu parceiro e eu separamos diversos tipos de sementes para pássaros, de modo que tenhamos um punhado de sementes de girassol, outro de painço e outro ainda de gergelim, por exemplo. Cobrimos cada monte e depois, como na exploração de "Idéias Seminais", vista acima, tentamos determinar as características de suas energias vitais.

Esse jogo serve para exercitar os chakras das mãos de um modo interessante, e meus amigos e eu nos divertimos jogando. Às vezes, fazemos germinar as sementes para ver que diferença isso pode causar em nossa percepção. É uma ótima maneira de passar um dia de tempestade dentro de casa, de animar os dias de inverno ou de aproveitar o tempo em vez de jogar conversa fora. Divirta-se, pois!

A Validade do Toque Sem Contato

Conforme dissemos no exercício acima, a avaliação do Toque Terapêutico é descrita como o uso dos chakras das mãos, depois da centralização do ser, utilizando-se a palma das mãos a distância de alguns centímetros da superfície do corpo do paciente como sensores para localizar indícios de desequilíbrios no campo de energia vital. Esse exercício pode ser limitado porque, em determinadas condições, o terapeuta talvez queira colocar as mãos di-

Um Tipo Diferente de Inteligência

retamente sobre o corpo do paciente ou, com a prática, aprender a usar outros chakras na avaliação do Toque Terapêutico.

Na sociedade ocidental jamais se questionou a validade da obtenção de informações por meio do toque de um objeto, pois a maior parte dos pontos anatômicos correspondentes ao toque já estão localizados e seus efeitos físicos mensurados. Admite-se, por exemplo, que a maior parte da faixa sensorial do córtex cerebral está relacionada com o toque e que, por isso, podemos obter mais dados físicos pelo uso do toque do que por qualquer outro órgão dos sentidos. Sabemos que o toque pode causar efeitos fisiológicos consideráveis, visto que estudos têm demonstrado que ele produz a ocorrência de mudanças químicas no cérebro. O toque também efetua mudança significativa nos padrões da respiração e diminui o ritmo de pulsação e a pressão sangüínea. Além disso, acalma pessoas que estão perturbadas e ajuda o indivíduo a lidar com o *stress* de uma maneira quantificável.

O "toque" que é essencial ao Toque Terapêutico — no qual as mãos podem apoiar-se nos tecidos do corpo do paciente para obter informações ou ser usadas como sensores a vários centímetros do corpo, conforme a situação exigir — não pode usar esses critérios baseados em medições para determinar seus aspectos não-físicos. A razão óbvia disso é que ainda não foram inventados instrumentos que meçam com segurança o espaço dinâmico que é a matriz de energias vitais, e esses instrumentos são os meios básicos reconhecidos de comprovação da pesquisa empírica. (Naturalmente, no Ocidente nem sempre somos lembrados de que a "nossa" matemática recorre a idéias oriundas de outras culturas. O conceito fundamental de zero, por exemplo — sem o qual não haveria nenhuma "medida" confiável —, foi desenvolvido pelos antigos árabes. A habilidade de planejar corretamente calendários, com os quais os maias previam futuros eventos astronômicos com precisão científica, também nos faz parar para refletir.)

Entretanto, uma antiga doutrina, desta vez proveniente da Índia, nos ajuda a encontrar validação para a prática do toque terapêutico sem que o terapeuta entre em contato com a pele do paciente, como amiúde ocorre no Toque Terapêutico. Uma vez mais, a consulta aos Upanishades nos fornece as idéias fundamentais que dão suporte a este conceito tão essencial ao Toque Terapêutico. A premissa básica na qual se assenta a validação é a de que nós, enquanto indivíduos, recebemos informações a respeito de todos os dados sensoriais através de portais, aberturas ou limiares fisiológicos, a que no Ocidente chamamos "órgãos dos sentidos". Todavia, a questão crucial, na qual a visão contemporânea dominante se afasta da antiga, é a de que os Upanishades afirmam que os órgãos dos sentidos não passam de instrumentos físicos através dos quais são obtidos os dados. A mente, concentrando suas faculdades, exercendo sua atenção e sintetizando os dados que chegam e a conseqüente reação a eles, junto com a sua relação com a intuição (*buddhi*) e sua identificação com o ser, opera através dos órgãos dos sentidos, investindo-os efetivamente de poder (Avalon, pp. 59-64). Nesse sentido, poder-se-ia dizer que a "parafernália" física age de maneira muito semelhante a uma sonda automática. Já que o poder essencial provém da mente, os escritos afirmam que aquele que domina o processo pode realizar, pela mente, todas as funções dos órgãos sensoriais — ou seja, sem o toque, sem o uso dos órgãos dos sentidos. Dentro deste contexto, a avaliação do Toque Terapêutico (que foi concebida como e continua a ser uma modalidade que via de regra não usa as mãos por si só, mas sim os chakras das mãos para contatar o corpo e suas energias vitais) recebe validade da atenção e da expressão consciente da mente centralizada, uma fonte incomum de inteligência. Deste ponto de vista, podemos reconhecer que o toque, mormente como ele é empregado no Toque Terapêutico, é um "telerreceptor" que atua a distância, assim como são os outros quatro sentidos físicos principais: a audição, que funciona mediante estímulos vibratórios; a visão, que funciona através dos fótons de radiação eletromagnética; o gosto e o olfato, que atuam por meio de moléculas químicas.

Os Efeitos do Toque Terapêutico no Terapeuta

O terapeuta experiente na aplicação do Toque Terapêutico reconhece que a compreensão do uso terapêutico do campo de energia vital é um sinal importante, mas não o único, de perícia. É igualmente importante, se não mais, saber de que forma o conhecimento pode ser aplicado à vida de uma pessoa. A prática sistemática da centralização estimula o reconhecimento do sutil mundo interior e dá uma compreensão lúcida de que suas funções estão dentro dos limites da consciência. À medida que o terapeuta aprimora as habilidades delicadas da intencionalidade na vida, as aplicações do Toque Terapêutico ficam mais concentradas e coerentes com as metas estabelecidas para cada interação do Toque Terapêutico. O terapeuta aprende também a aceitar como aliado o poder da compaixão e a permitir que esta produza seus frutos, no seu devido tempo e à sua própria maneira, durante a realização da cura. Esses conhecimentos estimulam um alto nível de confiança (uma outra aliada) na ajuda e na cura daqueles que estão em dificuldades.

Há um efeito sinergístico no terapeuta que pauta sua conduta pelo compromisso de centralizar sua consciência pessoal com o propósito de entender as energias mais sutis que afetam os seres humanos e de cultivar conscientemente seus vínculos com os planos superiores do ser. Respondendo compassivamente às necessidades do paciente, na aplicação do Toque Terapêutico o terapeuta trabalha principalmente com o chakra do coração, que, conforme mostramos no capítulo 3, tem uma afinidade natural com o sentido do ato. Esses aspectos interativos criam no terapeuta um sentimento de união com toda a Natureza, e o correspondente senso de aspiração e de identificação que aflora serve para despertar a capacidade intuitiva e nos tornar ainda mais sensíveis às motivações do ser interior. Concomitantemente, a força compulsiva desta união transcendente rompe os padrões mais restritos dos fluxos condicionados e habituais de energia vital. Com o decorrer do tempo, a reorganização conseqüente cria oportunidades sólidas para o estabelecimento de novas relações dentro do campo da

140 Toque Terapêutico

energia vital. Essas novas relações são apenas o indício de uma tendência criativa que pode se fixar na estrutura desimpedida do ser do terapeuta. Essa pessoa saudável é organizada, desenvolvendo continuamente as potencialidades de seu ser complexo e transformando-se constantemente — e, por conseguinte, naturalmente preparada para fazer uso terapêutico de um ato criativo. Na atividade de cura, defrontamos com o fato de que essas características não só podem vir a ser as nossas, como também a oportunidade está aí, ao alcance do paciente. Nessas circunstâncias, à medida que o terapeuta aprende a reconhecer suas próprias potencialidades, há uma crescente valorização das potencialidades alheias.

Os Universos Diferentes do Agente de Cura e do Paciente

Ao contrário do terapeuta — que seria muito insensato se não tivesse um sistema de crenças congruente com aquilo que faz —, o paciente não precisa ter fé no processo do Toque Terapêutico para que este seja bem-sucedido. Todavia, com o passar do tempo, temos observado que é importante que o paciente tenha uma mente receptiva e esteja disposto a relaxar e aceitar a ajuda do terapeuta. Dados estes pré-requisitos mínimos, o Toque Terapêutico é capaz de dar compatibilidade funcional a muitos processos orgânicos básicos e decisivos, como respiração, metabolismo, circulação sangüínea, impulsos nervosos, troca bioquímica e o equilíbrio ácido-base. Para o paciente que se submete ao Toque Terapêutico, a declaração mais freqüente que ele faz depois da sessão é de que sente uma profunda sensação de paz. Descreve-se isto como um sentimento de estar ligeiramente afastado do tumulto da vida cotidiana e de ter uma firme compreensão da interação de energias delicadas em todo o corpo ou apenas um pouco além dele, no campo de energia vital. Muitas vezes também se ouve dizer que "... aspectos desconhecidos de mim mesmo entraram em ação", e o paciente então se sente diferente a respeito de si mesmo e das pessoas com as quais convive. Do ponto de vista clínico, a respiração é agora mais completa e mais profunda; a musculatura fica

UM TIPO DIFERENTE DE INTELIGÊNCIA 141

menos tensa, mais relaxada; o paciente se sente mais calmo e mais controlado; as dores diminuem ou desaparecem, e há uma sensação maior de bem-estar.

Dados estes aspectos positivos do Toque Terapêutico, não é incomum que o terapeuta principiante ou o observador casual se identifique com o paciente com base na premissa de que ambos, paciente e curador, estão tendo experiências semelhantes. Na verdade, isso não é assim e precisa ser examinado. Além do fato de que suas motivações diferem — o paciente é movido pelo desejo de curar-se ou não sentir mais dor, ao passo que a motivação do terapeuta nasce da compaixão para com o paciente e de um desejo de ajudá-lo ou curá-lo —, as conseqüências da interação do Toque Terapêutico são fundamentalmente diferentes para cada um.

O efeito em cada um é profundo; contudo, para o agente de cura esse efeito é influenciado por um sentido de propósito que surge de um domínio das forças da intencionalidade, ao passo que o efeito sobre o paciente consiste numa sensação de paz e de bem-estar. Estudos têm demonstrado que o estado de consciência muda para cada um deles, mas o registro eletroencefalográfico das ondas cerebrais do terapeuta comprova que durante a sessão de Toque Terapêutico ocorre um estado beta elevado, de perfeita sincronicidade, que indica um estado coordenado, intensamente alerta, de consciência nos dois hemisférios do cérebro. As leituras eletroencefalográficas do paciente indicam um estado alfa de relaxamento, ainda que os olhos estejam abertos (Krieger, Peper e Ancoli, 1979). Além do mais, tanto o agente de cura quanto o paciente têm um firme senso de confiança no processo, embora o objeto dessa confiança seja diferente. A confiança do terapeuta repousa na dinâmica integral do processo de Toque Terapêutico; a fonte de confiança do paciente reside nas ações competentes do terapeuta. No fim da sessão, há um vínculo reconhecido entre o terapeuta e o paciente. Para o terapeuta, esse vínculo surge como um aspecto da experiência transpessoal em que ele se envolveu conscientemente durante a interação do Toque Terapêutico; para o paciente, essa relação íntima pode nascer da admiração pelo terapeuta ou florescer durante a sessão como um impulso incons-

142 TOQUE TERAPÊUTICO

ciente quando "... aspectos desconhecidos do [meu] ser entram em jogo". Resumidas numa tabela as diferenças entre terapeuta e paciente se assemelham ao quadro 1, mostrado adiante.

Quem são as pessoas que estamos tentando ajudar ou curar? No típico modelo de comportamento "doentio", a pessoa parece recolher-se, em um grau incomum, a algum recesso da sua própria consciência, desligar-se das atividades da vida cotidiana ou pôr-se à margem da constante e forte interação natural entre o universo e o indivíduo, que a maioria de nós toma como certa e considera como sendo o nosso elo com a "totalidade" da existência. O paciente se sente fora do círculo e perde o controle. Ao contrário, quando você se sente bem, acha que está em sintonia com o universo. Sob este impulso a vida é mais ou menos fácil, parece existir um ritmo de vida quando se segue o fluxo, e os acontecimentos nesse fluxo parecem ter uma certa previsibilidade. Não é assim

QUADRO 1
Os Universos Diferentes do Terapeuta e do Paciente

A. TERAPEUTA

Movido por:
compaixão
estado centralizado
de consciência
intencionalidade inteligente

Ativado por:
habilidades de: dirigir
                modular
                alisar

Enraizado em:
orientação para os
planos superiores do ser

B. PACIENTE

Movido por:
estado de humor, que estimula a reação de relaxamento dos neuropeptídeos e facilita o sistema imunológico

Ativado por:
uma onda ressonante de mudança endócrina que também ativa o sistema imunológico

Enraizado em:
vontade de mudar (a partir da qual aprende a lição da doença)

UM TIPO DIFERENTE DE INTELIGÊNCIA   143

com o paciente para o qual o fluxo tomou um rumo tortuoso e imprevisível, e cada passo nesse rumo provoca angústia e desassossego, uma dor intensa ou um medo visceral. No entanto, aqueles que têm alguma experiência com o Toque Terapêutico, para quem a centralização é parte intrínseca de seu estilo de vida, concordarão com as descobertas de Dora Kunz de que o terapeuta pode aprender, no Toque Terapêutico, a partir do seu ser mais íntimo e alcançar o âmago do paciente com tanta facilidade que, no impacto dessa intencionalidade, o paciente é capaz de perceber que ele também está enraizado nesse reino perene de equilíbrio e serenidade. E compreenderá que não está sozinho e, como Kunz afirma muito bem, "...encontrará capacidade para resistir".

A REALIDADE DO TRANSPESSOAL

Este vislumbre do longo alcance da interação do Toque Terapêutico tem implicações profundas. Ele mostra que o processo é mais do que uma visão de mundo na qual correntes de energia interpenetram a biosfera e circulam, na forma de biorritmos, num fluxo bioquímico moldado pelas forças do campo que são vitalizadas pelo prana. Começamos a perceber que esse cenário biofísico é muito genérico, não necessariamente humano, e árido do ponto de vista conceitual, a não ser que também postulemos uma base de organização que leve em conta um tipo diferente de inteligência e a mente consciente. Então percebemos que uma função válida para o Toque Terapêutico poderia ser a criação de uma ordem positiva de vida através da qual se tivesse uma compreensão mais plena do impulso da mente de cumprir sua inclinação inata para a percepção de si mesmo.

Aqui nós hesitamos, porque nossa cultura não reconhece facilmente o supra-racional, o incomensurável. Todavia, se permitirmos a introdução de estruturas conceituais de outras culturas nesta discussão, poderemos enxergar além de nossos preconceitos. Os antigos chineses, por exemplo, lembravam que formamos um todo com o universo e, no contexto desse todo, o inimigo não era a Natureza, mas sim nossa insensibilidade às forças da Natureza que agem através de nós. Dessa perspectiva, poderíamos afirmar a possibilidade de uma contínua evolução interior que vai além do crescimento biopsicológico, em grande parte instintivo, rumo ao desenvolvimento de uma nova consciência estimulada pelo desejo humanitário de ajudar ou de curar outras pessoas.

É o ato de centralização com o intuito de ajudar ou de curar os outros por compaixão que nos abre para os impulsos mais aprimorados do ser interior, onde novas idéias, novas ações, novos esforços e novas aspirações podem prosperar. O ato de centralização impõe coerência à corrente habitual de representações psíquicas que circulam na forma de noções casuais, metáforas, informações e lembranças, e imprime nelas uma estrutura de contornos nítidos, orientada para atender às necessidades do paciente. Em virtude da primazia da centralização, o Toque Terapêutico pode se tornar um ato transpessoal à medida que o terapeuta permite que a vida interior atue sobre a vida exterior e, por meio disso, impregne completamente esse invólucro social com uma centelha de sua própria essência. Essa relação íntima pode, então, atrair para sua esfera de influência uma energética rara, as forças mais refinadas dos planos superiores do ser. Podemos observar a ação desta dinâmica transpessoal no momento de atos de compaixão verdadeiros — isto é, incondicionais.

O conceito de dimensões transpessoais da consciência nasceu dos estudos de Maslow sobre experiências de pico de pessoas excepcionais (Maslow, 1968). Em particular, ele reconheceu a realidade das experiências dos planos superiores do ser na nossa vida. O prefixo "trans" indica estados individuais de consciência que vão além daqueles que em geral conhecemos na vida cotidiana. O termo "consciência transpessoal" implica que a consciência nem sempre está restrita ao corpo físico e ao cérebro. Tart deu uma definição mais completa do transpessoal, chamando a atenção ainda para a implicação de que pode haver tipos de consciência com os quais interagimos, além daqueles que em geral utilizamos (Tart, 1975).

Um Tipo Diferente de Inteligência

Há diversos níveis de experiências transpessoais que são consideradas potenciais nos seres humanos, e se diz que elas têm origem no inconsciente profundo. Como já assinalamos antes, o Toque Terapêutico proporciona um clima em que o transpessoal tem oportunidade de aparecer. É, pois, muito importante considerar atentamente a afirmação de Wilbur a respeito do transpessoal: a de que aquilo que transcendemos é o ego pessoal, e sua advertência de que o indivíduo deve desenvolver um ego saudável e estável antes que consiga transcender com sucesso esse ego. E acrescenta: "...o fracasso em transcendê-lo pode resultar num estado patológico, muitas vezes acompanhado de um forte *stress* psicológico" (Wilbur, 1980).

Estes comentários devem ser levados a sério por todos os que tencionam fazer da prática do Toque Terapêutico um modo de vida. Não é o êxtase o que buscamos. O desafio pessoal consiste em planejar as condições de nossa vida de tal forma que essa força universal possa fluir sem que nossas imperfeições estorvem ou deformem sua passagem. É, sem dúvida, um desafio. Realizado, porém, com habilidade, será uma bela maneira de se tornar um sistema de apoio humano para aqueles que têm necessidade, e uma excelente meta para aqueles que desejam saber: *"Por que eu quero ser um agente de cura?"*

7

ASPECTOS DINÂMICOS DO PROCESSO DO TOQUE TERAPÊUTICO

OS ALIADOS DA CURA

"Quase sempre eles acabavam morrendo", disse ela. Otelia, uma médica e velha amiga, estava sentada ao meu lado, à margem de um córrego vivamente agitado, numa tarde de verão, enquanto conversávamos sobre o Toque Terapêutico. Ela dera grande apoio ao Toque Terapêutico desde que Dora Kunz e eu começamos a desenvolvê-lo em 1972 e, sempre que nos víamos, costumava me pedir um relato atualizado das atividades relativas a ele. Eu acabara de mencionar que a paralisia do íleo, uma paralisia da parede intestinal que ocorre com muita freqüência depois de uma operação no abdome, era uma das doenças rotineiramente tratadas com sucesso com o Toque Terapêutico. Otelia, então com cerca de noventa e quatro anos de idade, se espantou visivelmente com o tom casual dos meus comentários. Ficou completamente imóvel por um momento, enquanto fitava o rápido movimento das águas,

ASPECTOS DINÂMICOS DO TOQUE TERAPÊUTICO 147

e depois me disse que, quando era uma jovem médica interna, no início deste século, ela e seus colegas tinham muito medo de serem designados para cuidar de pacientes já programados para se submeter a operações no abdome, por causa da alta taxa de mortalidade pós-operatória, quando então se desenvolvia a aparentemente inevitável paralisia do íleo. "Neste exato instante", disse ela com tranqüilidade, "em que tomo conhecimento desse fato a respeito do Toque Terapêutico, para mim é como se uma prece tivesse sido atendida."

Dessa vez, quem ficou espantada fui eu. Por essa época, 1990, os profissionais da área médica que, como nós, trabalhavam com pacientes submetidos a cirurgia, já estavam utilizando o Toque Terapêutico com êxito, havia dez anos, no tratamento da paralisia do íleo. O Toque Terapêutico demonstrara ser uma intervenção segura e útil, e nós perdêramos o medo do problema, de forma que eu quase havia me esquecido de que a paralisia do íleo tinha sido outrora considerada mortal.

Num estranho fenômeno de sincronicidade, pouco tempo depois de ter escrito estes parágrafos, recebi o telefonema de uma amiga terapeuta que aplicava o Toque Terapêutico. Crystal se encontrava na unidade de tratamento intensivo de um grande hospital em Toronto, Canadá, e estava ligando para me contar um incidente incomum. Ela aplicara um tratamento de Toque Terapêutico a uma paciente quase em coma, em estado terminal. Uma enfermeira da unidade a acompanhara até o leito da paciente. Embora reservada, ela observava com curiosidade, no monitor suspenso sobre o leito, os sinais vitais da paciente enquanto Crystal trabalhava. De repente, uns três minutos depois de iniciada a sessão de Toque Terapêutico, a enfermeira deixou escapar um grito que, ouvido pelos membros da equipe médica que estavam ali por perto, os fez entrar precipitadamente no quarto. Apontando para o monitor, a enfermeira fez com que todos os olhos se fixassem nos instrumentos de leitura, que haviam então voltado inexplicavelmente aos índices normais, estabilizando-se. Numa sucessão cômica de acontecimentos, a paciente, uma senhora idosa, abriu os olhos, sorriu e disse, apontando para o próprio corpo: "Por favor, alguém poderia me coçar bem aqui?", e em seguida mergu-

148 TOQUE TERAPÊUTICO

lhou imediatamente num sono profundo, normal. A equipe da unidade ficou espantada com os fatos e emitiu comentários do tipo: "Sensacional!" "Incrível!" e "Se eu não tivesse visto isso com os próprios olhos..." Eu disse a Crystal: "Isso é extraordinário. O que houve com essa senhora?" E ela respondeu: "Oh, paralisia do íleo." Nem é preciso dizer que eu mesma fiquei muito surpresa com a coincidência do fato de eu estar Nova York escrevendo sobre o sucesso do tratamento da paralisia do íleo, ao mesmo tempo em que Crystal estava dando uma demonstração desse sucesso em Toronto, Canadá. (Eu acho que consigo ouvir o som baixinho e alegre da risada de Otelia!)

OS ALIADOS DA AUTOCURA

Ao longo dos anos, constatei que o sistema corporal mais sensível ao Toque Terapêutico é o sistema nervoso autônomo (SNA) e que, portanto, o Toque Terapêutico pode ser usado com êxito em um grande número de distúrbios do SNA. A seguir, em termos de sensibilidade ao Toque Terapêutico, vêm os distúrbios do sistema linfático, do sistema circulatório e do sistema geniturinário, seguindo-se logo depois os problemas do sistema musculoesquelético. Contudo, constatei também que o conceito de sensibilidade de sistemas corporais não funcionava completamente; por exemplo, somente certos distúrbios do sistema endrócrino eram ajudados pelo Toque Terapêutico, enquanto outros não o eram (Krieger, 1993). Na ocasião em que escrevo este texto, vinte e sete dissertações de doutorado já foram concluídas e aprovadas e dezoito pesquisas de pós-doutorado me foram comunicadas; ainda assim, nos escapam as razões da sensibilidade ou não-sensibilidade ao Toque Terapêutico.

O corpo físico saudável tem uma resistência maravilhosa à doença; sua composição inclui um número surpreendente de excessos e, por isso, ele é capaz de suportar muita agressão. Mais de meio século atrás, Canon, que concebeu a idéia de que o corpo mantém uma homeostase fisiológica, observou que o corpo físico era capaz de funcionar em épocas de *stress*, mesmo que:

Aspectos Dinâmicos do Toque Terapêutico

- dois terços de cada rim fossem removidos;

- nove décimos do tecido ad-renal fossem extirpados;

- apenas um quinto da tireóide funcionasse adequadamente;

- apenas um quinto do pâncreas estivesse produzindo insulina;

- apenas um quarto do fígado estivesse intacto e funcionando.

Ele também comentou que cerca de três dos sete metros normais do intestino delgado poderiam ser removidos e ainda assim o corpo manteria sua integridade, e que só uma pequena parte do intestino grosso era de importância crítica. Além disso, ele mostrou que a quantidade de glicemia e de níveis de cálcio no sangue, a pressão sistólica do sangue, a capacidade pulmonar e grandes áreas do cérebro eram todas maiores do que o necessário para que a homeostase fosse mantida (Canon, 1932).

A partir desses dados, percebemos que os seres humanos têm evoluído de maneira segura e privilegiada. Parecia, então, que o efeito da cura precisava apenas ser leve para fazer com que a pessoa se inclinasse para a saúde. E há uma verdadeira legião de aliados internos que protegem o corpo e o curam:

- Uma primeira linha de proteção e de cura é a reação do sistema imunológico. A infalível capacidade deste sistema de identificar objetos estranhos ao corpo e considerá-los como invasores a serem atacados é notável. Por causa desta capacidade segura de identificar aspectos diferentes de si mesmo e de reagir apropriadamente pela sobrevivência, o sistema imunológico hoje é considerado como uma espécie de cérebro secundário.

- Quando exposto a trauma, choque ou *stress*, o sistema nervoso autônomo reage instantaneamente para proteger o corpo. A maior parte dessas reações forma ou dá apoio ao instinto de sobrevivência, que na maioria das vezes atua no nível inconsciente.

- A tireóide é outra aliada na manutenção do bem-estar físico. Uma função fundamental da tireóide é o processo anabólicocatabólico de criação e destruição de estruturas celulares, processo esse que reforça a cura de ferimentos.

- Um conjunto de glândulas endócrinas que presta bons serviços ao bem-estar do corpo são as supra-renais. Essas duas glândulas pequenas, porém muito eficientes, estão situadas acima dos rins como pequenas cápsulas e são essenciais à própria vida. As supra-renais são muito sensíveis ao Toque Terapêutico, podendo ser alcançadas com facilidade e segurança (Krieger, 1993).

- Existem várias estruturas importantes no cérebro para a cura e a manutenção de um estado de bem-estar; todavia, de importância extraordinária são os corpos talâmicos, um em cada hemisfério cerebral. Eles servem de estações de transmissão dos dados sensoriais que chegam. Neste processo eles filtram estímulos inadequados ou com excesso de carga que, se não controlados, destruiriam a homeodinâmica fisiológica do organismo.

- Uma estrutura cerebral mais profunda, o sistema límbico, filtra a sobrecarga de estímulos emocionais. Este sistema permite que a percepção consciente se retire de situações intoleráveis ou aborrecidas e, desta forma, serve como meio de refúgio durante épocas de provação.

- Além desses aspectos naturais do organismo, outros aliados notáveis são os tecidos corporais que normalmente revelam uma alta capacidade de regeneração, como os que se encontram nos ossos, no fígado, na pele e nos nervos periféricos; pode-se contar com a sua rápida ação de cura em circunstâncias normais.

O Toque Terapêutico Como uma Experiência Crescente de Conhecimento Pessoal

O que é que sabemos que nos ajuda a fazer uso desses aliados naturais e, quando necessário, a ir além deles com as habilidades

ASPECTOS DINÂMICOS DO TOQUE TERAPÊUTICO

do Toque Terapêutico? Dora Kunz e eu passamos quase um quarto de século investigando essa questão e procurando as bases teóricas que o Toque Terapêutico segue. Um breve resumo das contribuições individuais e conjuntas incluiria:

- Um Modelo do Campo de Energia Vital Humano (Kunz)
- Um Modelo do Toque Terapêutico como Potencial Humano (Krieger)
- Um Sistema Conceitual da Compaixão e da Ordem no Universo (Kunz)
- Um Sistema Conceitual da Intencionalidade e da Compaixão como Bases de Legitimação do Toque Terapêutico (Krieger)
- Um Sistema Conceitual da Centralização da Consciência como Variável Crítica no Toque Terapêutico (Kunz e Krieger)
- A Avaliação do Toque Terapêutico como um Sistema de Recuperação Analógico (Krieger)
- Um Modelo de Identidade do Papel Profundo do Terapeuta Durante a Avaliação do Toque Terapêutico, e de Identidade do Contrapapel Durante o Processo de Reequilíbrio (Krieger)
- Um Sistema Conceitual do *Continuum* Nascimento-Vida-Morte como Lei Universal Natural (Kunz):

1. Todos os componentes do universo estão envolvidos em um ciclo constante por meio dos processos de nascimento, vida e morte.
2. Portanto, a mudança é uma constante universal evidente.
3. Conseqüentemente, o terapeuta não deve se sentir responsável nem pelos sucessos nem pelos fracassos do Toque Terapêutico.

Ademais, existem diversos princípios seguros por trás da prática do Toque Terapêutico:

- Não fique apenas na superfície: isto é, a pessoa como um campo localizado de energia vital se estende além dos limites físicos e biológicos da pele.

152 TOQUE TERAPÊUTICO

- Durante a avaliação do Toque Terapêutico, o terapeuta capta vitalidade, emoções e pensamentos como energias humanas no campo de energia vital do paciente.

- A ação de equilibrar o campo de energia vital humano é análoga a um princípio geral de opostos.

- As habilidades do Toque Terapêutico pressupõem um sentido de compaixão e ordem no universo e são legitimadas pela prática de centralização da consciência no terapeuta.

- A atenção (mente) dirige e modula o campo de energia vital.

- Menos é mais; ou seja, quanto maior o trauma, mais suavemente deve-se aplicar o Toque Terapêutico e por períodos mais curtos de tempo.

- Os chakras são centros de diferentes tipos de consciência e são inerentes a cada pessoa na sua natureza humana e singular.

- Há uma analogia interessante e válida entre o DNA e os chakras, no sentido de que nenhum dos dois pode ser alterado estruturalmente, a não ser pela própria pessoa. No entanto, através do Toque Terapêutico, os fluxos de energia vital que são transformados pelos chakras quando entram na esfera do ser pessoal podem ser modulados e modificados para o bem-estar do paciente.

- Finalmente, sempre que estiver em dúvida, não faça nada. Encaminhe o paciente para alguém mais experiente.

O campo de energia vital é a principal esfera de competência na prática do Toque Terapêutico. O terapeuta consegue conhecer e apreciar a natureza do campo de energia vital ao captar sinais com os chakras das mãos. Essa interação indica-lhe se o campo se encontra em estado de equilíbrio ou desequilíbrio. As características primordiais do campo bem integrado, tal como é percebido pelo terapeuta, são: fluxo, ritmo, organização, equilíbrio e simetria, e indícios de uma ordem básica implicada. Os sinais princi-

ASPECTOS DINÂMICOS DO TOQUE TERAPÊUTICO   153

pais que revelam um estado de desequilíbrio no campo de energia
vital são: um senso de acúmulo ou de indevida pressão no fluxo
de energia vital; movimento ou vibração irregular ou desordenada
e desarmônica no campo; falta de simetria no arranjo dos traços
distintivos no campo; ou um desvio significativo na temperatura
percebida do campo.

Essas características estão impressas no prana que circula no
campo de energia vital. Como já vimos no capítulo 3, há cinco
subsistemas da força vital universal, ou prana, discerníveis atualmente. As descrições desses subsistemas me levam a crer que aquele
que denominamos de "vyana" é o sistema mais acessível ao Toque
Terapêutico. Vyana obtém acesso ao indivíduo através do chakra
do baço, impregnando-o a seguir e circulando através do corpo
todo, dando-lhe vida e possibilitando o movimento muscular, a
circulação sangüínea, a função metabólica e a própria distribuição
da vitalidade. Se este palpite estiver correto, ele representaria um
sinal importante para o amplo alcance terapêutico do processo do
Toque Terapêutico.

MODIFICADORES DA ENERGIA VITAL

Nem sempre fica claro que a ajuda ou a cura são só um dos
aspectos do Toque Terapêutico; aparentemente, a capacidade de
usar o prana tem um amplo espectro. Ao fazer a avaliação do
Toque Terapêutico em pessoas muito doentes, o terapeuta está
tentando arduamente determinar a forma de ajudar o paciente e,
por conseguinte, está aberto ao pleno impacto do campo de energia vital do paciente. Nesse momento, o terapeuta pode ficar muito receptivo às necessidades do paciente. O esgotamento de energia do paciente é prontamente observado como um movimento
sutil porém perceptível, pois a passagem superabundante de prana
do terapeuta saudável para o paciente necessitado é rápida e direta. Contudo, essa transferência também pode passar despercebida,
não só durante o Toque Terapêutico, mas também durante as atividades diárias de leigos e terapeutas, quando estão próximos de

uma pessoa muito debilitada. O fluxo de prana de campos localizados de energia vital mais fortes para outros mais fracos parece ser um acontecimento oculto, universal e natural quando duas ou mais pessoas se reúnem. Em condições exageradas, a pessoa doente tem sido denominada de "consumidora" de energia vital ou, se a doença é crônica ou extrema, o termo "sugadora" é usado. Isto não é motivo para demasiado alarme pois, em ambos os casos, o terapeuta atento controla a sua própria intencionalidade e toma providências para manter um clima saudável para si e para o paciente.

Do ponto de vista racional, é preciso reconhecer que a troca terapêutica habitual se efetua de uma maneira mutuamente satisfatória, pois o ato de cura tem um lado positivo. Existem pessoas que poderiam ser chamadas de "altruístas", que desprendidamente projetam energia para o bem-estar dos outros — por exemplo, aquelas que têm o carisma de inspirar outras pessoas. E há "estimuladores" capazes de acender a imaginação alheia com propósito altruísta ou despertar nos outros grande entusiasmo por um projeto ou uma causa, como a causa da autocura.

Todos esses modificadores da energia humana podem ser carreados para o ato de cura; de fato, a própria Natureza contribui com modificadores positivos da energia vital, e isso não ocorre necessariamente por meios humanos. Historicamente, desde as dinastias egípcias, sabe-se que os gatos têm um nível extraordinariamente elevado de prana e, por isso, são venerados e protegidos em muitas culturas, enquanto os cães e os cavalos parecem ter a capacidade de aliviar e curar feridas emocionais humanas. Praticar o mergulho submarino na companhia de golfinhos ou nadar ao lado de uma baleia e olhar profundamente em seus olhos pode despertar uma sensação muito forte de união com o universo. As depressões eletromagnéticas da superfície da Terra, a água corrente, as altas montanhas, têm o dom de modificar energias e são consideradas, em todas as culturas, lugares sagrados e de cura.

A Intencionalidade Como Fator Causal

No Toque Terapêutico, o terapeuta ajuda o paciente a redescobrir o seu próprio centro. Esse processo de reequilíbrio envolve

ASPECTOS DINÂMICOS DO TOQUE TERAPÊUTICO 155

muitas trocas ou reestruturações da energia vital. O modo como ocorre essa transferência de energia escapa à explicação científica. Sugeriu-se uma possível analogia: sabe-se, na física, que é o campo não-físico circundante que transporta a carga de elétrons entre objetos, e que essa transferência ocorre quer os objetos entrem em contato, quer não. A explicação é a de que os elétrons de órbita mais afastada do núcleo atômico têm uma ligação muito fraca e, por conseguinte, são facilmente desalojados, levando consigo a carga elétrica através do espaço intermediário sem que haja uma ponte física para transportá-los. Isso acontece quer o transporte se faça entre objetos inertes, materiais, quer através de uma sinapse nervosa (que é também um "espaço vazio") no organismo vivo. A analogia é que algo semelhante acontece durante o Toque Terapêutico na transferência de prana entre os campos de energia vital do curador e do paciente.

No Toque Terapêutico, o impulso para esse transporte é a intencionalidade do terapeuta. Conforme já observamos, a intencionalidade diz respeito à vontade de agir e à conceituação de como isso pode ocorrer. Nesse sentido, podemos considerar que a intencionalidade é um fator causal, e não simplesmente um fator "X". Entretanto, essa afirmação não deve ser aceita levianamente; ao contrário, como terapeuta você deve saber que isto é um fato. O exercício Explorações do Ser 12, "O Uso Pessoal da Intencionalidade", abaixo, foi planejado para ajudar você a objetivar sua intencionalidade.

EXPLORAÇÕES DO SER 12

O USO PESSOAL DA INTENCIONALIDADE

Observação: Faça esta exploração quando tiver certeza de que poderá passar meia hora tratando dessas questões sem ser interrompido. Sugiro que você grave estas perguntas numa fita, fazendo uma considerável pausa entre elas para dispor de tempo suficiente para respondê-las quando voltar a ouvir a fita. Lembre-se de que há maneiras alternativas de fazer esta exploração.

Material

Formulário do exercício "Deep Dee", uma caneta e um gravador.

Procedimento

1. Deixe o formulário "Deep Dee" e a caneta ao alcance da mão, centralize-se e:

   - Recorde-se de um momento recente em que esteve envolvido na prática do Toque Terapêutico, e visualize claramente a cena. Em particular, imagine-se fazendo o Toque Terapêutico e procure identificar-se com o seu estado de consciência nessa ocasião. Ou então,
   - Memorize as questões abaixo e responda-as enquanto estiver realmente aplicando o Toque Terapêutico num paciente.

2. Quando chegar à fase de reequilíbrio, objetive o sentido do que está fazendo e faça a si mesmo as seguintes perguntas, enquanto continua envolvido no processo do Toque Terapêutico.

   - De que forma você se vê usando a intencionalidade? Por exemplo, você tem um método preferido de recorrer à sua intencionalidade? uma disposição de ânimo especial? um ritual?

   - O que você está explorando interiormente quando usa a intencionalidade? Por exemplo, intuição? prece? os planos superiores do ser?

   - Você se alia a alguma coisa durante o seu ato de intencionalidade? Como descreveria essa coisa?

   - Ocorre alguma outra coisa nesse momento?

   - Como você sabe se o objetivo da sua intencionalidade foi efetivamente alcançado?

3. Quando terminar a fase de reequilíbrio, preencha o formulário "Deep Dee" e responda às perguntas.

Aspectos Dinâmicos do Toque Terapêutico 157

4. Depois que tiver acabado de responder a todas as perguntas, leia todas as suas respostas de uma só vez. Enquanto estiver lendo-as, talvez lhe venham à mente pensamentos adicionais. Faça breves anotações sobre esses pensamentos à margem do papel e retorne a elas mais tarde.
5. Se tiver feito essa Exploração com outra pessoa, discuta suas experiências neste momento e compare-as para descobrir semelhanças, diferenças e novas idéias sobre o processo de intencionalidade.
6. Você agora tem uma compreensão maior de como utiliza a intencionalidade? Como você defenderia a premissa de que sua intencionalidade é ou não é causal?

* * *

A intencionalidade pode levar a mudanças significativas, se for consciente, determinada e orientada para uma meta. No Toque Terapêutico, essas qualidades asseguram que o reequilíbrio será uma ação refletida, quer dizer, será um ato movido pela atenção. Este processo interior pode ser objetivamente registrado, por exemplo, em estudos que se utilizam da eletroencefalografia (Krieger, Peper e Ancoli, 1979).

No Toque Terapêutico, a intencionalidade torna-se causal pelo uso da visualização, processo estreitamente afim da imaginação criativa, que, em si mesma, nada tem que ver com a fantasia. Ele parece ocorrer em três fases, como as que se seguem, ou pode ser simultâneo à avaliação do paciente, no Toque Terapêutico:

1. O terapeuta estabelece um campo cuja disposição é determinada durante a avaliação do paciente.
2. A intencionalidade aflora no terapeuta com relação a decisões sobre o ato de cura.
3. Simultaneamente, o terapeuta visualiza o curso das energias de cura e as conduz para o seu objetivo.

A questão decisiva aqui é tornar a visualização dinamicamente ativa. Essa ativação parece ser facilitada pela recordação de uma emoção forte, positiva, como o amor, a compaixão ou o altruísmo. Uma vez induzidos, esses estados afetivos brotam espontaneamente. A causa parece ser a dedicação anterior da pessoa a um ideal elevado, cuja reação vibratória característica pode vir à consciência na forma de luz ou de imagem e cuja natureza dá vida ao momento. Se você conseguir manter um tranqüilo estado de centralização, se não vacilar no seu compromisso de intencionalidade e, ao mesmo tempo, se for sensível às reações de seus chakras superiores, poderá tomar consciência do papel inolvidável que está desempenhando neste momento da cura, ficando claro o significado dele para você. É então que você compreende que a oportunidade de ajudar ou curar é um raro privilégio no caminho do auto-aprendizado, ou auto-realização, do poder da compaixão.

Isso pode ser um êxtase, mas é também difícil permanecer firmemente concentrado neste processo a serviço do paciente. E, é claro, esta é a regra do jogo. Na maioria das vezes, o trabalho de dirigir ou modular os fluxos de energia vital é feito diretamente no campo de energia do paciente; ou seja, sem contato corporal, como talvez seja apropriado em determinados casos. Ou então o terapeuta talvez queira pôr uma ou ambas as mãos diretamente sobre o corpo do paciente e usar o chakra da mão, no contato corporal, como uma âncora ou depositador de energia vital. Nos dois casos, o terapeuta usa o chakra da outra mão simultaneamente para dirigir ou modular o fluxo e, para isso, ele se concentra intensamente em visualizar a transferência da energia vital. Esta habilidade não depende da aplicação de energia física, mas é um atributo do campo da mente através do ato de intencionalidade.

A Intencionalidade Está Subordinada às Habilidades do Toque Terapêutico

O Toque Terapêutico é aplicado de maneira suave, simétrica e, o mais importante, de maneira rítmica. Deve-se prestar atenção

ASPECTOS DINÂMICOS DO TOQUE TERAPÊUTICO 159

especial em manter esse ritmo — por exemplo, uma aplicação rápida não implica necessariamente que o ato seja também rítmico. Como já mencionamos diversas vezes, o prana é um aspecto de Vayu, cuja característica principal é o ritmo. Hoje em dia, chamaríamos Vayu de um campo universal (*tattva*, em sânscrito), assim como o é o campo eletromagnético. Neste contexto, o prana poderia ser considerado como um objeto adequado de teste para esse campo, do mesmo modo como limalhas de ferro são objetos adequados de teste para o campo eletromagnético. Porque o prana é o objeto de teste de Vayu, ele reflete a ritmicidade característica e, conseqüentemente, transfere esse ritmo para o processo de Toque Terapêutico para fazê-lo "funcionar" quando usamos as habilidades de dirigir ou modular.

Em poucas palavras, dirigir está relacionado com controlar, conduzir ou, então, exercer uma influência determinante, dirigindo a mente para os fluxos de energia vital de uma maneira intencional. Modular energias vitais é uma denominação que se aplica a uma variedade ampla de estratagemas específicos: variar a intensidade do fluxo de energia vital; enfraquecer, refrear ou reduzir o fluxo; ou ajustar, alterar ou moderar o fluxo. Tanto "dirigir" como "modular" podem aplicar-se ao uso de energias vitais que fluem através do terapeuta, ou à forma como o terapeuta está tentando apoiar os fluxos de energia do paciente. A questão de saber se existe alguma diferença é discutível, pois a interação do Toque Terapêutico entre o terapeuta, como um sistema de apoio humano, e o paciente é muito complexa no momento da cura e não é fácil de descrever, embora o termo "em ressonância" possa ser válido e aplicável.

Muito freqüentemente, quando o terapeuta modula energia, está aplicando intencionalidade à redistribuição dessas energias para aumentar ou diminuir a intensidade do estado energético. O processo é desencadeado por um comando interno, tão direta e simplesmente quanto modulamos a voz para transmitir um conteúdo emocional. Visualizar o fluxo de energia e impregnar essa visualização com uma determinada cor, ou com várias cores, parece funcionar melhor para a maioria dos terapeutas quando modulam o fluxo de energia vital na aplicação do Toque Terapêutico. A intenção não é de que as próprias cores façam a mudança, mas de que a visualização de cores ajude o processo de raciocínio dos terapeutas (ver quadro 2). Efeitos semelhantes também podem ocorrer por meio do uso de sons ou pelo envolvimento de um estado de humor ou de uma emoção.

QUADRO 2
Cores Visualizadas Durante a Modulação do Toque Terapêutico

COR VISUALIZADA	PROPÓSITO	EXEMPLO
Azul-escuro	Acalmar, tranqüilizar, sedar	Estados de hipertensão
Amarelo-ouro	Estimular, energizar, vivificar	Estados de intoxicação
Verde-claro	Equilibrar, energizar	Fraqueza extrema
Luz clara	Serenidade, confiança	Pânico, medo
Cor-de-rosa	Estima	Estados emocionais, grande ansiedade, solidão
Violeta	Apoio espiritual	Crises, aflição, morte

EXPLORAÇÕES DO SER 13
A Modulação Como uma Habilidade do Toque Terapêutico

Observação: Esta Exploração é planejada para duas pessoas; uma será o terapeuta; a outra, o paciente. Por meio da visualização, o terapeuta projetará cor para o paciente, em vez de energia vital em si.

Material

Formulário "Deep Dee", uma caneta, medidor de pressão sangüínea e estetoscópio (opcionais), e uma cadeira.

Procedimento

1. O paciente se senta, enquanto o terapeuta fica em pé ao lado dele.
2. Ao iniciar a sessão, o terapeuta toma o pulso do paciente por um minuto e, se o aparelho apropriado estiver disponível, mede a pressão sangüínea e registra os dados.
3. Ambos, terapeuta e paciente, centralizam-se.
4. O terapeuta faz a avaliação do Toque Terapêutico e anota resumidamente os dados.
5. O terapeuta então se centraliza novamente e modula o campo de energia vital do paciente com tranqüilidade, usando o azul-escuro para "colorir" a energia que está sendo projetada para o paciente. Criando um campo sobre a área do coração do paciente, ele a satura de azul-escuro, ou seja, faz uma simulação do modo como essa cor (ou "luz") afeta o corpo, por exemplo, com suas vibrações ou movimento, ou pelas lembranças, emoções ou pensamentos que a cor desperta no terapeuta.
6. Depois de dois ou três minutos, como julgar conveniente, o terapeuta cria um campo sobre as carótidas internas do paciente, nos dois lados do pescoço, e de novo modula com azul-escuro por dois ou três minutos.
7. Toma-se novamente o pulso e mede-se a pressão sangüínea do paciente, registrando-se os dados.
8. Se não houver nenhuma diminuição significativa nos dados, o terapeuta repete as instruções 5 e 6, com relação à criação de um campo sobre o chakra do coração do paciente e as carótidas internas, e registra os resultados.
9. Neste momento, o paciente e o terapeuta também devem registrar as próprias experiências.
10. Agora os papéis são invertidos e os passos, repetidos.

162   TOQUE TERAPÊUTICO

11. Depois que todos os registros foram feitos, "terapeuta" e "paciente" trocam experiências. O que de novo se aprendeu sobre como modular energias vitais?

O ALISAR COMO UM ATO ESPECÍFICO DE INTENCIONALIDADE

Outro meio de modular energias vitais é através da técnica de Toque Terapêutico conhecida como "alisar" (Krieger, 1993). Alisar o campo de energia vital do paciente é, essencialmente, um ato de intencionalidade específica. Portanto, por trás do que talvez pareçam ser movimentos semelhantes das mãos podem, de fato, haver nuanças sutis de diferença na intenção desses gestos. No mundo das energias vitais não-físicas, é a marca da intenção concentrada que efetivamente impõe reestruturações sutis, mais do que os movimentos físicos de empurrar, puxar ou apertar. Conseqüentemente, dependendo da nuança da intencionalidade que está por trás do ato, alisar pode servir a vários propósitos durante todo o envolvimento do Toque Terapêutico.

A principal função a que pode servir o alisar consiste em facilitar os fluxos de energia vital que já estão no sistema do paciente. Alisar estimula o fluxo de energia vital a bombear prana para dentro ou, obedecendo a uma intencionalidade que está por trás do ato, alisar pode servir a vários propósitos durante todo o envolvimento do Toque Terapêutico.

A principal função a que pode servir o alisar consiste em facilitar os fluxos de energia vital que já estão no sistema do paciente. Alisar estimula o fluxo de energia vital a bombear prana para dentro ou, obedecendo a uma intencionalidade cuja base é um tanto diferente, pode ser usado para restabelecer o ritmo básico do campo de energia vital à medida que o terapeuta "nivela" ou "aplaina" o fluxo de energia. Se bem usada, esta técnica pode melhorar sintomas de náusea ou vômito e a ansiedade que muitas vezes os acompanha, e substituir esses sintomas por uma reação revigorante de relaxamento. Novamente, apenas com ligeiras diferenças nos gestos, o alisar combinado com a intencionalidade pode ser usado

ASPECTOS DINÂMICOS DO TOQUE TERAPÊUTICO

163

para romper padrões de energia vital muito "doentios", como os sinais de bloqueio que indicam padrões estáticos, introvertidos, de depressão. Com uma variação de gesto unida a uma intencionalidade diferente, podem ser tratados os sinais de zumbidos e formigamentos tensos e malformados que indicam fluxo superativo e persistente, porém incipiente, em pessoas com pressão sangüínea anormalmente alta. As reações muito diferentes nestes dois últimos exemplos revelam claramente a primazia da intencionalidade que comanda o alisar. Atualmente, pouco se sabe como isso acontece. (Não é preciso um grande esforço de imaginação para saber se é possível explicar esta ação humanizada a distância se entendermos ações físicas semelhantes, como por exemplo o modo como um jogador de basquetebol ou de bilhar usa a intencionalidade expressa como "linguagem corporal" — movimentos do corpo destinados a influir na trajetória de uma bola que está vacilando no seu percurso para a cesta ou a caçapa, aparentemente em resposta à linguagem corporal do jogador.) Quase sempre o alisar é feito em conjunto com outros tipos de modulação. Para exemplificar, o alisar usado com uma modulação simultânea de azul-escuro pode reduzir drasticamente temperaturas elevadas; usado com gestos ligeiramente diferentes e combinado com uma modulação de amarelo-dourado, durante o processo do Toque Terapêutico, pode apressar significativamente a cura de fraturas ósseas de seis semanas, em média, para duas semanas e meia, em média. Os vários gestos de mão são tanto uma resposta direta à intencionalidade específica do terapeuta quanto refletores sensíveis de emoções e pensamentos. Os gestos da mão são, por isso, suaves quando o propósito é acalmar os fluxos de energia vital, vigorosos quando se destinam a estimular, ou largos quando se pretende extirpar ou remover padrões do fluxo de energia vital. Cada movimento espelha a intencionalidade do terapeuta na aplicação do Toque Terapêutico, com os movimentos das mãos e dos membros pontuando a comunicação por meio de gestos específicos durante a sessão.

O alisar relaxa o paciente enquanto o terapeuta trabalha para reorganizar determinados fluxos de energia e, como vimos, o efeito parece ajudar o paciente a absorver o prana com mais eficiência à medida que a ansiedade desaparece. Quando o paciente recebe e absorve esse fluxo contínuo, os sintomas vão se dissolvendo e as defesas do sistema imunológico do paciente parecem reforçadas e fortalecidas.

IMPLICAÇÕES DA REAÇÃO DE RELAXAMENTO

Tem-se demonstrado que as mais seguras reações clínicas ao Toque Terapêutico se devem, primordialmente, a quatro fatores:

- uma profunda e rápida reação de relaxamento;
- uma significativa redução da dor;
- um acelerado grau de cura;
- o alívio de sintomas psicossomáticos.

Esses efeitos sistemáticos deram ao Toque Terapêutico o direito de ingresso num considerável número de centros médicos e de instituições de saúde do mundo inteiro, nos setenta e cinco países em que o Toque Terapêutico tem sido ensinado até o momento.

Para destacar apenas um desses efeitos do Toque Terapêutico, a reação de relaxamento em si mesma pode ter efeitos profundos — ela dilata o sistema vascular periférico, amortece as reações do sistema nervoso simpático e facilita a resposta do sistema imunológico. Por causa destes importantes efeitos, terapeutas que fazem parte das equipes de terapia médica de emergência, das unidades móveis, de busca e salvamento, patrulhas da neve, bombeiros, das unidades de tratamento intensivo, de tratamento cardiológico e das unidades traumáticas de emergência utilizam o Toque Terapêutico com pessoas traumatizadas em estado de choque ou de histeria. Ele pode ser usado durante a pré-indução de anestesia, antes de cirurgias de alto risco; durante o tratamento pré-natal da gestante e durante todo o trabalho de parto do recémnascido; e antes de procedimentos que podem causar perturbação nos pacientes, como punção venosa e punção lombar. O Toque

Terapêutico também é usado freqüentemente para aumentar os efeitos analgésicos e sedativos de medicações, reduzir preocupações, favorecer um sono tranqüilo e debelar sintomas de deficiências do sistema nervoso autônomo. (Ver apêndices B e C, que trazem o endereço atual da Nurse Healers-Professional Associates, Inc., a qual dispõe de relações atualizadas das instituições de saúde nos Estados Unidos e no Canadá, onde o Toque Terapêutico é praticado, e das escolas onde ele é ensinado.)

A Eficácia do Toque Terapêutico no Controle do *Stress*

A eficácia do Toque Terapêutico tem um amplo alcance. O *stress*, que responde extraordinariamente bem ao Toque Terapêutico, é a causa de doenças psicossomáticas de proporções pandêmicas. Os inúmeros sintomas de *stress* alteram significativamente muitos sistemas fisiológicos básicos, modificando a atividade neurofisiológica, o equilíbrio do sistema endócrino e imunológico, o suprimento de sangue e a pressão sangüínea, o índice e o padrão de respiração e a digestão. Estudos feitos por Dora Kunz mostram que um *stress* elevado resulta num influxo de prana bastante baixo e num conseqüente aumento de fadiga. O aumento do *stress* no decorrer do tempo nos torna vulneráveis a mudanças nos sistemas fisiológicos acima mencionados. Ele também pode ter efeitos psicológicos decisivos, com uma conseqüente sensação de tédio e "falta de saída". Se prolongado, este estado de irresolução pode levar rapidamente à confusão, à ansiedade e, em grau extremo, à depressão.

As Habilidades do Toque Terapêutico Com Relação à Síndrome de Fadiga Crônica

O panorama do *stress* é semelhante ao perfil sintomático da síndrome de fadiga crônica (SFC), um distúrbio moderno que tem

166   Toque Terapêutico

assumido proporções epidêmicas. A síndrome de fadiga crônica tem uma estranha história que a liga ao vírus de Epstein-Barr, predominante nas décadas de 1970 e 1980, e também à mononucleose infecciosa, cujo reconhecimento público remonta, pelo menos, à década de 1950. Os sintomas das duas doenças fazem os da síndrome de fadiga crônica parecer "*déjà-vu*". Os sintomas da SFC são insidiosos e não parecem ter muito sentido em si mesmos. Freqüentemente, existem várias pequenas coisas que mal se percebem nos estágios iniciais: dor de cabeça, infecção das vias respiratórias superiores, dor de garganta recorrente, perturbação do sono, febre baixa durante o dia e dor generalizada nos músculos e articulações. No fundo, há uma sensação de crescente fadiga que parece provocar acessos de irritabilidade e oscilações de humor. Essa crescente sensação de fadiga é uma companhia constante e uma fonte incessante de elevado *stress*. Problemas intestinais vêm ao primeiro plano da atenção, e inchaços dos nódulos linfáticos podem ser notados — essas descobertas, por sua vez, aumentam o nível de ansiedade. Pode haver depressão e perda temporária de memória. Para a pessoa acometida da síndrome de fadiga crônica, é como se a doença jamais fosse embora, como se ela fosse você mesmo, a sua própria auto-imagem. As lucubrações de pessoas completamente fatigadas são familiares: "Quem sou eu? Estou cansado e doente. Sempre cansado e doente. Essa é a história do meu passado, e assim será o meu futuro. Estou doente e cansado de estar doente e cansado. Mas isso sou eu. É assim que eu sou."

De que forma começaríamos a ajudar? A resposta mais honesta seria: lenta e refletidamente. Quando reexaminamos os sintomas da síndrome de fadiga crônica, ficamos impressionados com o fato de que, apesar de parecerem banais, eles indicam que os principais sistemas orgânicos vão ficando cada vez mais desestabilizados, que energias de reserva têm sido drenadas e que a capacidade de recuperação parece ter sido destruída. Ademais, não existe nem uma "falha" a ser responsabilizada, nem um tratamento "miraculoso" a prescrever. Um motivo de precaução é que fadiga persistente pode ser um sintoma significativo de inúmeras doenças: anemia, distúrbios da tireóide, doenças auto-imunológicas, disfunções neu-

ASPECTOS DINÂMICOS DO TOQUE TERAPÊUTICO 167

rológicas, infecção crônica, estados depressivos e doenças malignas. Além disso, diversos fatores desencadeadores têm sido citados — deficiência de magnésio, hipoglicemia, intolerância a alimentos e infecção por germes (Lewis, 1996). É aí que o "trabalho árduo" do Toque Terapêutico fica pessoalmente definido para o terapeuta que o aplica, e é aí que o trabalho interno do Toque Terapêutico é reconhecido como um inestimável aliado.

Para começar a analisar este problema, existem pelo menos duas coisas que eu definitivamente não faria. Existe um consenso geral de que a Síndrome de Fadiga Crônica é um problema complicado e multifacetado e, por essa razão, eu não me atreveria a "resolvê-lo" sozinha. Mesmo um exame rápido indicará que estamos vendo, na esteira dos sintomas, uma desordem que atinge todos os aspectos observáveis do paciente. Sintomas físicos imediatos são indicados pela dor de cabeça persistente, dores nos músculos e articulações e por distúrbios digestivos. Problemas emocionais são indicados por perturbações do sono e por uma crescente irritabilidade, que pode evoluir para estados de ansiedade e depressão. A confusão no uso das faculdades intelectuais é indicada por uma incapacidade de concentração, um estado onipresente de cansaço, em que a pessoa se sente "cansada demais para raciocinar" e facilmente resvala para uma sensação obstinada de enfado. Além disso, diminui o acesso ao desenvolvimento espiritual à medida que se aprofunda a perda da autoconfiança, aliada a um concomitante sentido de perda do significado da vida; muito amiúde, revelam-se sinais inequívocos de uma crescente perda da capacidade de se relacionar intimamente com os outros e aumenta a sensação de extremo isolamento.

Por meio de encaminhamento ou consulta, eu pediria a colaboração de pessoas competentes de outras modalidades de cura. Daria ênfase ao fato de que nossas metas em relação ao paciente devem convergir, e pediria a elas que trabalhássemos como uma equipe para atender às necessidades do paciente. No mínimo, eu incluiria pessoas que fazem acupuntura e massagem; instrutores que pudessem ensinar o paciente a fazer meditação e exercícios adequados de ventilação, como por exemplo pranayamas, e um médico naturopata ou homeopata. Eu sugeriria os melhores profissionais disponíveis pois, como deve ser óbvio, há muito pouco espaço para a mediocridade na cura. Recomendaria um período preliminar de três semanas de tratamento, a ser seguido por uma avaliação consensual sobre os efeitos do programa, sendo o paciente o maior participante da avaliação. Se tivesse autorização, eu proporia então um segundo período de tratamento de três semanas, no fim do qual reavaliaríamos o programa e consideraríamos metas de longo prazo.

Em segundo lugar, eu não sugeriria todas as habilidades de Toque Terapêutico, relacionadas no quadro 3, ao mesmo tempo. Começaria por aplicá-las levemente e por curtos períodos de tempo nas primeiras três sessões. Isto me daria tempo mais do que suficiente para ter uma compreensão profunda da dinâmica do campo de energia vital do paciente e suas reações ao Toque Terapêutico. Depois, continuando a ver o paciente até três vezes por semana, eu me aprofundaria nos estágios sucessivos. Sugeriria que o paciente mantivesse durante esse período um diário, que examinaríamos juntos nos primeiros cinco ou dez minutos de cada sessão. Minha experiência tem sido a de que esses poucos minutos me dão oportunidades preciosas para ter uma percepção intuitiva do paciente enquanto indivíduo, e então posso preparar sob medida a sessão de Toque Terapêutico para atender a necessidades expressas ou subentendidas. Eu prepararia para essas primeiras sessões um fluxograma que ajudasse a me manter informada. O programa incluiria as habilidades apropriadas do Toque Terapêutico (TT), conforme veremos no quadro 3.

É preciso ter em mente que as informações contidas no quadro 3 não são uma prescrição; na melhor das hipóteses, são um indício dos vários aspectos importantes do problema que precisam ser considerados durante as sessões de Toque Terapêutico. O que, no final das contas, determina que o que devemos aprofundar na fase de reequilíbrio é a avaliação individualizada do campo de energia vital de cada paciente. Além disso, a combinação de habilidades selecionadas do Toque Terapêutico com sintomas selecionados, mas separados de uma opinião abalizada sobre os fatores

ASPECTOS DINÂMICOS DO TOQUE TERAPÊUTICO 169

mediatos, simplesmente não é o meio de proceder. Acima de tudo, é imperativo ter em mente que estamos tentando tratar "a pessoa inteira". Para tanto, é claro, devemos primeiro ter alguma noção do que quer dizer esse termo.

PARA UMA COMPREENSÃO DA "PESSOA INTEIRA"

Por experiência pessoal, sugiro que você pratique a centralização da sua consciência e adquira uma visão objetiva da interação do Toque Terapêutico à medida que ela se desenrola usando, por exemplo, o formulário "Deep Dee" para registrar acontecimentos sutis. Esta abordagem lhe dá a certeza de que um vislumbre do paciente como uma "pessoa inteira" será percebido claramente, com a sua singular combinação de aptidões e inaptidões e potencial de mudança terapêutica. Naturalmente, esse vislumbre está pronto para ser retificado ou ampliado; depende muito do alcance de discernimento de cada um à medida que prossegue a interação, e o trabalho interior do terapeuta na aplicação do Toque Terapêutico aclarar a compreensão que ele tem do paciente.

O RECONHECIMENTO DO SER INTERIOR

A manutenção de um estado de consciência centralizada é o ponto central em torno do qual gira a prática do Toque Terapêutico, e a fonte de onde ele haure o seu poder. Portanto, o que você, como terapeuta, está tentando fazer é ir além da perspectiva comum das coisas-como-elas-são e tentar confiar na perspectiva do seu próprio ser interior. Nessa busca para realizar potencialidades pessoais de cura criteriosa e criativa a serviço dos necessitados, você percebe por si mesmo o poder de mudança, já que essa mudança se reflete nos acontecimentos da sua própria vida e na qualidade das suas interações do Toque Terapêutico.

O objetivo pretendido é duplo. Já que o indício de um sutil

170 TOQUE TERAPÊUTICO

reflexo de sua vida interior torna-se claro através de um estado comprometido e centralizado de consciência, e essa evidência é corroborada pelos fatos que ocorrem em sua vida cotidiana, insisto em que essa ocorrência deve ser pelo menos aceita por você. Em segundo lugar, você é então encorajado a dar um passo além e reconhecer que o paciente também tem um ser interior e agir como se isso fosse uma realidade. Em outras palavras, a sugestão é que durante a interação do Toque Terapêutico, quando se sentir profundamente centralizado e em contato com o seu ser interior, você ponha em ação as forças de sua intencionalidade e as combine com a tentativa de se comunicar mentalmente com o ser interior do paciente.

O USO DA INTENCIONALIDADE COMO MEIO DE ACESSO AO SER INTERIOR

É difícil descrever como fazer isto, mas os passos básicos envolvem pelo menos dois fatores. Você precisa estar seguro dessa conexão interior à medida que a experiência se desenrola na sua consciência e, em segundo lugar, e o que é mais necessário, precisa ter a habilidade de transformar essa compreensão numa comunicação clara, mental, do que você concebe como um estado semelhante de consciência no paciente.

As palavras decisivas nesta instrução são "uma comunicação clara". O processo real é muito parecido com o que ocorre durante a telepatia mental. Contudo, a força motivadora que conduz essa mensagem é da maior importância, pois uma sensação efêmera da qualidade da experiência talvez seja tudo o que a mente consciente do paciente é capaz de apreender, e tomar consciência das emoções ignóbeis de outra pessoa com relação ao bem-estar da própria pessoa pode ser embaraçoso.

O trabalho interior que você está fazendo nessa comunicação mental consiste em passar uma mensagem ao ser interior do paciente, precedida talvez por uma simples, silenciosa saudação mental ou reconhecimento da presença. Pede-se então a colaboração desse aspecto do paciente no processo de cura. Talvez não haja meio de saber qual é o programa particular do paciente a respeito de sua doença; no entanto, se a tentativa for bem-feita, não existe nela nada que faça mal e, por isso, vale a pena. Nos casos em que esforços de colaboração conjunta atuam em benefício das necessidades do paciente, a cura é eficaz e surpreendentemente rápida. Esse efeito não é mágico; antes, ele reforça a noção de que toda cura depende da autocura.

APOIO À AUTOCURA

Durante a interação do Toque Terapêutico, quando se chega à fase de reequilíbrio é que as habilidades mencionadas no quadro 3 são postas em ação. À primeira vista, o quadro de sintomas apresentado pela síndrome de fadiga crônica parece assustador. Contudo, se examinar as várias habilidades do Toque Terapêutico sugeridas e depois prestar atenção especial aos grupos de sintomas listados abaixo de cada habilidade, você notará que, do ponto de vista do Toque Terapêutico — não está interessado nos diagnósticos médicos, mas apenas nas energias humanas envolvidas em nossas funções e comportamentos —, os sintomas em cada grupo revelam uma semelhança intrínseca quando são considerados como resultados funcionais do modo como a energia humana, o prana, se movimenta através do indivíduo. Por exemplo, sob o tópico "Dirigir energias vitais", todos os sintomas indicam uma necessidade de reabastecer, estimular ou desintoxicar sistemas prânicos exauridos e de assegurar que eles permaneçam em equilíbrio. Isto começa a dar-lhe uma dica sobre o que há de errado, sistemicamente, nos fluxos prânicos, e também sugere como essas anomalias podem ser reequilibradas de modo holístico, levando o paciente a desempenhar o papel principal na autocura.

172   Toque Terapêutico

Quadro 3
Lista das Habilidades do Toque Terapêutico Apropriadas Para Sessões Iniciais Relacionadas Com Sintomas da Síndrome de Fadiga Crônica

HABILIDADES DO TT	SINTOMAS	LOCALIZAÇÃO BÁSICA:
Dirigir energias vitais	Prana exaurido.............	chakra do plexo solar (sobre as glândulas supra-renais)
	Dor de garganta reincidente............................	cadeias linfáticas
	Sistema imunológico debilitado....................	timo
	Toxicidade....................	conduto baço-fígado
	Irritabilidade, ansiedade e depressão.............	chakra do coração e chakra do plexo solar
Modular energias vitais	Fadiga...........................	* Amarelo-dourado para: ponto de contato entre os chakras do baço e do plexo solar e massagem nos músculos do pescoço
	Dor de garganta reincidente............................	cadeias linfáticas e timo
	Necessidade de apoio emocional....................	* Rosa para: chakra do coração
	Inchaço dos nódulos linfáticos......................	* Azul para: principais nódulos linfáticos
	Problemas intestinais...	chakra do plexo solar

Aspectos Dinâmicos do Toque Terapêutico

	Dores nos músculos e nas articulações............	lugares atingidos
	Dor de cabeça..............	carótidas internas, músculos do pescoço e chakra do plexo solar
	Perturbações do sono...	chakras da garganta e do coração
	Toxicidade...................	* Verde para: vesícula biliar e fígado
	Perda temporária da memória......................	* Violeta para: chakra do coração
	Desligamento espiritual	todos os chakras superiores
Alisar energias vitais	Febre baixa durante o dia..............................	corpo todo, mais modulação com azul
	Dores nos músculos e nas articulações............	nos lugares envolvidos e, depois, em direção às extremidades
	Problemas emocionais..	chakras do coração e do plexo solar
	Inchaço dos nódulos linfáticos......................	do sítio linfático para a extremidade

Para garantir esse processo, criou-se, com o decorrer do tempo, o procedimento comum de permitir que o paciente — que em geral é afetado pela rápida e profunda reação de relaxamento durante a sessão de Toque Terapêutico — se deite ou fique calmamente sentado por dez ou quinze minutos, no final da sessão. É comum que a pessoa adormeça. Você pode encorajar e facilitar que isso aconteça cobrindo o paciente com um cobertor leve, pois, de todas as funções naturais do corpo, o sono é aquela em que ocorre a maior parte da regeneração e da autocura.

O modelo do processo de Toque Terapêutico pode ser visto em ação neste pequeno exemplo: você se empenha em satisfazer as necessidades do paciente, movido por um interesse compassivo, e portanto estende e exercita suas faculdades íntimas em busca de uma compreensão e de um envolvimento conscientes na interação de cura. Protegido no sistema de apoio humano oferecido por você, o paciente torna-se receptivo ao processo de cura relaxando, talvez dormindo e, assim, dá oportunidade ao inconsciente profundo de reunir forças com os recursos do ser interior em favor do seu bem-estar. Para o paciente, isso assinala um período de valorização da sua capacidade de autocura e representa uma oportunidade de aceitação das mudanças terapêuticas que a cura há de proporcionar. Além disso, e o que é importante para você como praticante do Toque Terapêutico, trata-se de uma oportunidade para a realização de seus potenciais inatos com a finalidade de ajudar os outros; para a percepção do autocrescimento que ocorre nesse processo; para uma compreensão do trabalho interior que torna a experiência significativa; e uma chance inesquecível de clarividência pessoal no trato desta questão: *"Por que eu quero ser um agente de cura?"*

8

A Conexão Natural do Toque Terapêutico

Algumas pessoas podem ser muito precisas sobre os chakras que utilizam em determinadas circunstâncias. Quando eu era criança, as árvores foram as minhas primeiras amigas. Quando fiquei mais velha, achei que poderia realizar uma troca significativa de pensamento com elas usando aquilo que então considerava ser diferentes partes do meu corpo, como a garganta. Porém, só quando passei a me envolver profundamente com o uso intencional de chakras na cura é que comecei a valorizar a especificidade de consciência dos diferentes chakras e a perceber que existe uma relação direta entre as espécies de árvores com as quais eu me comunicava e o chakra que era utilizado.

Eu achava que essa idéia era pessoal, fantasiosa. Entretanto, alguns anos atrás eu tive o prazer e o privilégio de passar algum tempo com um dos mais poderosos e famosos feiticeiros da África, Credo Vusa' Mazulu Mutwa, muito conhecido também por suas qualidades artísticas e literárias (Mutwa, 1969). Ele fez com que oito de seus discípulos demonstrassem para mim o que haviam aprendido com ele e respondessem às minhas perguntas. Mais

176   Toque Terapêutico

tarde, quando nossa discussão se aprofundou, Credo e eu descobrimos que tínhamos várias experiências em comum, com relação à cura e ao ensino da cura. Discutimos o desenvolvimento da sensibilidade a todas as formas de vida em pessoas que estudam a cura, e a correlação entre o chakra que se usa na comunicação com determinadas espécies de árvores. Um dos meus alunos gravou a conversação, que teve lugar em Soweto, nos arredores de Johannesburgo, e o que se segue é um trecho da transcrição. Estávamos conversando sobre o efeito que as emoções humanas provocam nas plantas.

D: Eu gostaria muito de lhe fazer algumas perguntas. O senhor se comunica com plantas e árvores? O senhor acha que é capaz de se comunicar com diversas plantas e árvores usando diferentes partes do seu corpo? Eu, por exemplo, descobri que, quando me comunicava com as árvores que existem nas florestas do Nordeste dos Estados Unidos, onde a maior parte das espécies são de madeira dura, eu o fazia com esta parte de mim, que fica logo além ou fora da garganta.

C: AH-HA! Sim, professora.

D: Estou muito ansiosa para conversar com o senhor a respeito disso. No extremo Oeste do meu país, temos muitas árvores enormes, antiqüíssimas, as sequóias.

C: Sim, as sequóias; estive lá.

D: É, nas florestas de Muir, na área da Baía, por exemplo. Para minha surpresa, quando estou lá e me sento para meditar tentando entrar em contato com as sequóias, descubro então que eu me comunico pelo topo da cabeça, a partir do ponto que em sânscrito é chamado de *sahasrara,* ou chakra da coroa.

C: (Risos).

D: E quando estou no deserto e tento entrar em contato com os cáctus... então, novamente descubro, surpresa, que me comunico através do chakra do plexo solar, e obviamente pela expressão no seu rosto, o senhor também. (Risos.) É isto que eu quero compartilhar com o senhor.

C: Veja, professora, digamos que agora eu esteja conversando com uma dessas árvores que crescem por aqui perto. Percebo

A Conexão Natural do Toque Terapêutico 177

uma leve sensação de frio nos pés, aqui em torno das pernas (apontando para alguns chakras secundários nas pernas). Quanto mais profundamente nos comunicamos, mais aumenta essa leve sensação de frio. É exatamente a mesma coisa que a senhora sente. Esta árvore não é nativa da África. Nós usamos esta (outra) árvore para o tratamento de reumatismo. Agora, quando eu tento falar com essa árvore, seu espírito não me aparece através do corpo, mas através do topo da cabeça. Ora, eu achava que eu era o único a sentir isso, mas vejo que outros também o sentem.

Em conseqüência desse encontro, Credo mandou fazer um colar que ele benzeu e me ofertou, e ele também me deu um nome. Em Zulu, é Uyezwa, que segundo me disseram significa "Aquela que Compreende". Considero este nome uma espécie de credencial. Ele desperta dentro de mim a compreensão de que essas experiências são reais e têm uma validade que pode ser atestada por outras pessoas.

O "Deep Dee"

Como é que captamos mais do que um vislumbre efêmero dessas experiências pessoais? Como é que realmente sabemos que essas experiências subjetivas são, de fato, reais? Reconhecendo que essa realidade está relacionada com valores e perspectivas, é possível, porém, criar uma câmara de ressonância da realidade que apaziguará até mesmo o furor do pragmatismo rigoroso que estrutura a realidade contemporânea. Essa referência são os formulários "Deep Dee".

Os formulários "Deep Dee" foram desenvolvidos originalmente como uma barreira contra os principais inimigos do Toque Terapêutico, os quatro dragões da maldade: o impulso, a fantasia, o exagero e a crueldade. Esses dragões destrutivos precisam estar sob constante vigilância, porque podem ser introduzidos com grande facilidade e irrefletidamente no ato de cura por pessoas negligentes nas suas responsabilidades para com o paciente e a sociedade. Eles podem transformar numa farsa descuidada uma interação sensível que inicialmente só tem a pretensão de ser útil — e esses dragões decididamente podem ser prejudiciais. O antídoto consiste em providenciar um meio de registrar experiências quando elas ocorrerem, nas circunstâncias e na expressão do sentido peculiar do momento, e é para isso que serve o "Deep Dee".

O nome "Deep Dee" foi cunhado por uma amiga, Jeanne, que era uma jornalista mal-humorada antes de receber um diagnóstico de esclerose múltipla. Um dia, ao descrever o alcance profundo da sessão de Toque Terapêutico que acabáramos de concluir, em tom de brincadeira ela apelidou a experiência de "Deep Dee", e a expressão pegou. Mais tarde, fui desafiada a verbalizar minhas experiências subjetivas durante a interação do Toque Terapêutico. Como resultado, os formulários atualmente conhecidos por "Deep Dee" foram desenvolvidos numa tentativa de objetivar a minha própria experiência e dar aos estudantes um guia simples, destinado a ajudá-los a lembrar de suas próprias experiências com esse processo de cura.

O formulário "Deep Dee" busca trazer à tona diversos aspectos do trabalho interior realizado pelo terapeuta durante a interação do Toque Terapêutico com o paciente. "O Formulário 'Deep Dee', Parte 1" (ver capítulo 1, página 41) trata-se do modo de percebermos o processo de cura durante a interação do Toque Terapêutico. "O 'Deep Dee', Parte 2" é reproduzido abaixo. Ele é uma extensão da Parte I e procura apreender como usamos nossa sensibilidade íntima para relatar funções mal perceptíveis da energia vital. A finalidade do formulário "Deep Dee" é oferecer um método simples de registrar experiências que brotam do âmago do terapeuta durante a aplicação do Toque Terapêutico, para que elas possam ser analisadas posteriormente e as estratégias pessoais possam ser bem ajustadas para descobrir-se a origem dessas experiências. Quando esse contato consciente com a origem de suas energias humanas é realizado, você começa a entender com mais clareza como usá-las com eficiência para ampliar o processo de cura. A contribuição mais importante proporcionada pelo "Deep Dee" é que ele ajuda você a separar as experiências conscientes, objetivas, que podem ser expressas com alguma facilidade, da "escuta" interior, subjetiva, que ocorre quando você observa as expressões

A Conexão Natural do Toque Terapêutico 179

dinâmicas dos sistemas de energia vital. Estas últimas impõem um grande desafio à sua capacidade de descrevê-las. Elas são muitas vezes lembradas em expressões metafóricas, se é que você é capaz de traduzir essa experiência sutil em palavras, e geralmente permanecem como uma impressão, mais do que como um conhecimento verdadeiro. O valor deste exercício está em que ele capta para você um enorme acúmulo de conhecimentos pessoais à medida que eles surgem espontaneamente durante a sessão de Toque Terapêutico, e os separa para posterior análise e esclarecimento.

O Uso Intencional dos Chakras

Os chakras podem ser considerados como estações de transformações não-físicas, de mão dupla, onde forças psíquicas e funções físicas se fundem e se penetram mutuamente. Por exemplo, eles atuam como pontos focais dentro dos quais forças do campo psicodinâmico universal localizado são aprimoradas e se solidificam na forma de expressões psicológicas características do ser físico de cada pessoa.

Qual a melhor forma de entrar em contato com esses pontos de entrada que são tão necessários ao nosso funcionamento humano? Essas forças respondem diretamente pelas características vitais que nos distinguem como seres humanos — o espectro do *continuum* afetivo-intelectual que chamamos de emoções. É claro que existem as expressões exteriores dessas emoções; contudo, uma vez expressas, elas desaparecem rapidamente da memória, e poucas pessoas na cultura ocidental se dedicam à auto-análise com suficiente profundidade a ponto de descobrir a origem dessas emoções na psique.

Porém, o sistema nervoso autônomo (SNA), que é sensível à influência afetiva-intelectual, deixa sua marca psicológica por bastante tempo para causar uma impressão consciente. Como exemplo clássico, sabemos quando estamos com medo porque nossas mãos ficam suadas, a freqüência cardíaca é extraordinariamente rápida e nossos intestinos se contraem. É a lembrança desses efei-

180 TOQUE TERAPÊUTICO

tos instantâneos, porém secundários, que nos dão um elo de reconhecimento, quando não de compreensão, dessas fontes dinâmicos de nossa natureza humana — os chakras. Constatamos que se descobrirmos a origem desses sinais do SNA, obteremos uma boa idéia da plenitude da emoção, alguma compreensão do modo como os chakras correlatos funcionam e uma noção de como eles podem ser explorados.

Na cura, o significado vem através do próprio processo de cura, proporcionando o conhecimento oriundo da experiência tanto o contexto como a profundidade de compreensão. Como já mencionamos, esses sinais freqüentemente se manifestam à consciência por meio de determinadas transformações fisiológicas e de sentimentos subconscientes. Na consciência surgem impressões mal definidas e emocionalmente carregadas que brotam do inconsciente e de estruturas cerebrais profundas pouco compreendidas. Amiúde elas aparecem envoltas em metáforas e símbolos, de vez em quando iluminadas pelo sonho ou pressentimento, pela percepção ou intuição verdadeira. Essas funções podem ser usadas na nossa busca para entender a natureza de nossos próprios chakras, e a Parte 2 do formulário "Deep Dee", abaixo, destina-se a ajudar nessa investigação.

EXPLORAÇÕES DO SER 14

"PRESTANDO ATENÇÃO" AO "DEEP DEE", PARTE 2

Expressão do Chakra: De Que Forma Estou Acessando o Chakra:

Estímulo: Interpretação:

A. Amor (chakra do coração):

B. Paz (chakra da garganta):

A Conexão Natural do Toque Terapêutico   181

C. Compaixão (integração dos
chakras do coração e da
garganta):

Idéias Relacionadas:

Auto-avaliação:

Sugestões Para o Uso do "Deep Dee", Parte 2

Auto-Exploração do Chakra do Coração

Comece concentrando-se calmamente por um ou dois minutos
e, depois, pense em alguém a quem você ama de verdade. Enquanto envia amor a essa pessoa, atente para o que está se passando com você, tanto física como não-fisicamente. A natureza do
amor já foi investigada no "Deep Dee", Parte 1. Neste exercício,
você está tentando ir além daquela percepção inicial e, usando o
sentimento de amor que flui através de você como ponto de partida para identificar uma expressão do chakra do coração, procure
descobrir a origem dessas vibrações especiais no próprio chakra
do coração. Pergunte a si mesmo: De onde vem esse tom particularmente afetuoso? Qual a natureza dessas forças que atuam através de mim? Que sinais de energia vital estão sendo oferecidos
sobre a natureza essencial deste fluxo amoroso, cuja origem tento
descobrir? Mantenha a sensação desse fluxo de amor e explore
mais a fundo este estado de consciência. Não estruture a experiência com base nas suas próprias expectativas; use a consciência
como uma sonda sensível e permita que ela lhe conte a sua própria história. Deixe caneta e papel ao alcance da mão e faça uma
ou duas breves anotações sobre o que está ocorrendo. Procure
manter tranqüilamente seu estado de consciência centralizada, mas
sem fazer esforço; siga o fluxo de amor e "ouça" com atenção.

Eu começo centralizando a minha consciência. Quando fecho
os olhos para me sintonizar melhor com esse sentimento de amor,

tomo consciência de um fluxo forte, ascendente, voltado para fora. Profundamente envolvida nesta vigorosa emanação de sentimento, não é difícil construir uma forma-pensamento do ser amado na vastidão da minha mente, e tudo acontece com muita rapidez: de repente, vejo esta luz, esta bela sensação de presença. Ternos sentimentos de afeto por ele surgem dentro de mim. Noto que esse delicado estado de espírito é generalizado, e é fácil enviar pensamentos de ternura também para outras pessoas. O amor que brota dentro de mim não tem limites. Ele filtra suavemente através de mim, e aprendo a modular esse incessante fluxo de amor para que sua intensidade não me submerja.

Só depois de um certo tempo é que percebo que o chakra da coroa também parece estar envolvido. Minha suposição é a de que o chakra da coroa está envolvido na experiência por causa da construção consciente da forma-pensamento. Uma momentânea perda de concentração me instiga a brincar com essa forma-pensamento. Percebo que se trata mais de um produto da imaginação do que de uma verdadeira visualização, pois posso modificar a forma-pensamento à vontade, do jeito que eu quiser. Nesse momento também me dou conta de que perdi a ligação consciente que mantinha com o chakra do coração, e tenho de começar tudo de novo. Na segunda vez, porém, quando me acerco dele, fica mais fácil retomar a experiência do fluxo de amor, e com perseverança renovada descubro que ele se origina de uma importante função do chakra do coração. Consigo manter essa identidade com total consciência apenas durante pouco tempo, mas a memória me ajuda a recuperar seu sentido.

Auto-Exploração do Chakra da Garganta

Agora trarei à luz as funções do chakra da garganta utilizando o conceito de paz. Começo, como sempre, concentrando-me. À medida que a idéia de paz me percorre, noto que seu fluxo, que procura exteriorizar-se, é decididamente orientado por uma meta. Essa corrente que cresce com placidez está repleta de um sentimento de altruísmo, uma inclinação para o bem e uma sensação

A Conexão Natural do Toque Terapêutico | 183

de serenidade e quietude. A atmosfera que ela cria é de aceitação e proteção, e difunde uma sensação de liberdade com relação ao medo e à ansiedade. Na segurança desse refúgio, parece estar ao nosso alcance uma oportunidade privilegiada de termos sentimentos espontâneos e irrestritos e pensamentos criativos. Este fluxo vital, representativo da essência da paz, é coerente com a sua perfeita auto-imagem. Sinto-me equilibrada, serena e, em imaginação, quando suavemente ponho os pés de novo sobre a Terra, caminho com graça.

Assim ligada à terra, percebo que os músculos da minha garganta, e até mesmo os pequenos músculos em torno dos meus olhos e ouvidos estão relaxados. A própria natureza do momento é livre de tensão, o nível de vibração do seu ritmo é suavemente modulado e reflete uma sensação de calma imperturbável que permeia todo o meu ser. É como se uma nota ressonante tivesse sido levemente tocada, e sua tênue melodia continuasse a ecoar no fundo da minha consciência. Finalmente, o momento carrega sua experiência vibratória para além da minha capacidade de percepção, deixando-me, porém, com uma sensação prolongada de sua presença harmoniosa. A mais vívida impressão que tenho é que a mais importante função do chakra da garganta consiste na integração perfeita de vários aspectos de emoções profundas, emprestando-lhes coerência e dando-lhes viva expressão.

A Integração dos Chakras: Uma Auto-Exploração da Compaixão

Continuo agora a explorar dentro de mim mesma o conceito de compaixão. Começo por conectar-me conscientemente com o meu mais claro sentido do ser interior e observar simultaneamente, com atenção, o que parece estar acontecendo dentro do meu campo de energia vital quando reflito sobre compaixão.

É mais fácil perceber as correlações fisiológicas, os efeitos físicos que ocorrem ao mesmo tempo em que me concentro na compaixão e que podem ter uma relação direta com o seu processo. A primeira coisa que noto é a minha respiração, que se torna mais profunda e completa. Os meus músculos estão relaxados, sinto-me calma e à vontade e tenho uma sensação de bem-estar.

A emoção aflora-me à garganta, que por um momento parece bloqueada. Simultaneamente, as energias do meu coração "dirigem-se" para a pessoa ou pessoas pelas quais me preocupo. Em particular, meus chakras superiores parecem coordenados ou em paralelismo dinâmico; o fluxo de energias vitais é firme, forte e acessível, emergindo tanto do meu coração como do chakra da minha garganta, ambos em perfeita sincronia.

Enquanto me concentro no objeto da minha compaixão, sinto que ocorre uma mudança de consciência e visualizo, com alguma clareza, uma figura ou símbolo. Quando isto acontece, a visualização parece aglutinar-se e formar-se diante do meu rosto, mais ou menos no nível da testa, não importando se meus olhos estão abertos ou fechados. Ou seja, os meus próprios olhos parecem ter pouco a ver com essas imagens mentais.

Sinto que agora recebo alguma ajuda — provavelmente minhas emoções estejam configuradas mais nitidamente — mas isso não passa de uma impressão, que não consigo expressar bem nem completamente. Também tenho a impressão de que meu chakra da coroa está envolvido neste evento — não como um aumento de energia, antes, porém, como uma rara presença dentro e além de mim ao mesmo tempo. Não me dou conta da passagem do tempo, mas sei quando não estou mais trabalhando. Nesse momento, contudo, tenho uma boa idéia de como, ou se posso ser útil, e descubro que estratégias criativas apropriadas do Toque Terapêutico surgem facilmente à mente.

Fico com a impressão, que se torna mais clara com o decorrer do tempo, de que a tentativa (luta!) de trabalhar com mais de um chakra de uma só vez e de entender as relações energéticas vitais entre eles teve um efeito sinergístico sobre a confiabilidade de várias funções sutis, como a intuição e a intercomunicação mental. Vejo algum indício deste efeito nas minhas aplicações de Toque Terapêutico hoje, em meus relacionamentos sociais cotidianos. Por exemplo, cada vez mais há uma cognição imediata das implicações da minha avaliação do campo de energia vital do paciente

A Conexão Natural do Toque Terapêutico 185

durante a interação do Toque Terapêutico, e esse discernimento se mostra correto posteriormente.

Juntamente com as análises do "Deep Dee", recomendo também que você mantenha um diário para registrar como essas análises afetam o trabalho interior de suas práticas de Toque Terapêutico. Relate sentimentos e idéias, mas também mantenha um registro de impressões e imagens que lhe venham subitamente à mente, de estados de espírito e de estímulos subjetivos que o impulsionem e de sonhos, sobretudo se forem recorrentes ou claros e especialmente se forem lembrados durante o dia. Esteja também atento a metáforas que você utiliza e observe as coincidências que podem ocorrer. Instigo minha intuição a obedecer o seu bom senso toda vez que ouço a sua voz silenciosa. Acompanhando o modo como o incidente acabou se desenrolando, aprendo a ser ajuizada e começo a reconhecer os sinais característicos que assinalam a verdadeira intuição e a distinguem do mero palpite.

Recomendo que você leia o seu diário de uma única vez a cada seis semanas e avalie, com a maior objetividade possível, suas experiências. Encoraje uma saudável sensibilidade a seguir o seu próprio rumo observando mudanças íntimas que estão acontecendo na sua rotina diária, nas circunstâncias de sua vida e em suas percepções a respeito de si mesmo e dos outros. Em seguida, faça a si mesmo algumas perguntas diretas: O que essas mudanças estão me dizendo? Como tem-se modificado o meu autoconceito? Ele é justificado? O que aprendi sobre o meu trabalho interior que ajudará no meu trabalho de cura?

● ● ●

Elevação da Consciência a Serviço da Cura

A cura não consiste apenas em eliminar a dor. Consiste em dar segurança aos que estão apavorados, em transpassar os pesados véus da solidão, em oferecer refúgio para os que têm medo e em compartilhar um momento de cura com aqueles que estão fazen-

186 TOQUE TERAPÊUTICO

do a transição final. A beleza de saber contatar profundamente os seus próprios chakras com maestria é a capacidade de responder com confiança às necessidades dessas pessoas, mesmo quando nada mais parece servir de ajuda; de saber usar com inteligência e compaixão o seu campo de energia vital como um sistema de apoio humano para aqueles que estão em necessidade e de tocá-los de uma maneira como poucos já foram tocados antes.

Para você, praticante do Toque Terapêutico, esta ativa busca interior para descobrir a natureza essencial de seus próprios chakras é um ato intencional de elevação de consciência. Envolver-se nessa busca por compaixão pelos outros transforma essa exploração do ser profundo num poderoso aliado. É importante ter em mente que, ao tentar compreender, por meio da experiência, os seus próprios chakras, você está procurando adentrar um domínio pouco conhecido, do qual só recentemente nos tornamos cientes. Estamos não apenas nos tornando mais plenamente autoconscientes, mas também estamos tentando examinar de maneira cabal os inúmeros aspectos da consciência de que somos herdeiros.

A experiência convencerá você de que o simples ato de voltar a sua atenção nessa direção abalará suas idiossincrasias e despertará sua consciência do habitual estado de torpor em que muitos de nós vivemos indolentemente. Todavia, quando você decide descobrir suas próprias raízes nos recessos íntimos da sua mente para que possa ajudar melhor os outros, é que ocorre uma vigorosa combinação de forças irresistíveis: uma busca sedenta e ávida para alcançar a sabedoria pessoal, aliada a uma paixão para aliviar o sofrimento alheio. Esta conjugação deliberada acelera e refina maravilhosamente o processo, pois nessa elevação de consciência com o propósito de ajudar ou curar os outros, o trabalho interior do complexo de chakras atua sinergisticamente em muitos aspectos da consciência do indivíduo e realiza muito mais tanto para o terapeuta e o paciente, envolvidos no Toque Terapêutico, do que poderia conseguir sozinho qualquer ato isolado dos dois.

Assim, por várias razões, a análise do "Deep Dee" torna-se um exercício proveitoso e importante na prática madura do Toque Terapêutico. O poder da cura depende tanto do que você é como

A Conexão Natural do Toque Terapêutico 187

um ser dinâmico, quanto do que você faz, pois a estrutura sutil do seu próprio campo de energia vital é o veículo para a sua mensagem de cura. Portanto, não deixe passar a oportunidade de utilizar suas aptidões mais humanas da maneira mais generosa. Seja inflexível na sua busca e criativo no modo de empreendê-la. Se, na tentativa de conhecer o chakra do coração, você não tiver alguém para compartilhar a experiência do amor, adote um animal — talvez dois, para que um faça companhia ao outro — e abra-se para as suas expressões naturais e vigorosas de amor. Essas "outras raças" (Beston, 1928) de peles e penas são excelentes mestres. Se precisar de ajuda para conhecer o chakra da garganta, junte-se a um coral que tenha um ótimo diretor musical. Os membros do coral lhe darão cobertura se você não cantar bem, e nesse ínterim você terá a oportunidade de observar objetivamente o chakra da garganta em ação. Como mencionamos anteriormente, há uma forte analogia entre a modulação da voz e a modulação do campo de energia vital durante a fase de reequilíbrio do Toque Terapêutico. Eis algumas sugestões finais para reflexão: Se você está procurando aprender a se comunicar mentalmente, descubra um lugar na Natureza por onde passem animais e pássaros selvagens (alguns esquilos ou pardais vêm bem a calhar). Concentre-se e, mesmo que pareça não haver nenhum por perto na ocasião, emita um chamado mental para esses animais de duas ou quatro patas. Se tiver êxito, a resposta será inesquecível. À medida que você adquire competência, tente fazer isso com as energias fluidas de águas correntes, vivas, com as energias telúricas da "Serpente do Arco-Íris" adormecidas em grandes formações rochosas e com a inteligência clara e muito variada de árvores antigas. Não se contente em conversar com essas espécies; troque idéias e registre suas impressões. É claro que em determinados círculos isso poderá, indubitavelmente, ser um atestado de insanidade mental, mas é tão divertido!

Para outras experiências "sobrenaturais", experimente as Explorações do Ser 15, "Fazendo o TT com um ET: O Encontro com um Venusiano", abaixo. Antes de fazê-lo, porém, você talvez queira rever as Explorações do Ser 3, "Sobre o Estar Presente: Um Exercício de Intencionalidade" (ver capítulo 1, p. 37).

Explorações do Ser 15

Fazendo o TT Com um ET: O Encontro Com um Venusiano

Observação: Na avaliação do Toque Terapêutico, poder-se-ia dizer que estamos lançando os alicerces de um novo tipo de comunicação social, pois apenas com o uso da mão e de outros chakras, obtemos informações do campo de energia vital do paciente. A Exploração do Ser 15 é um exercício em que você usa os seus chakras para se comunicar com uma outra pessoa, que por acaso vem a ser um ET (um ser extraterrestre) do planeta Vênus.

"Fazendo o TT com um ET: O Encontro com um Venusiano" requer pares de pessoas trabalhando juntas. Uma pessoa de cada par desempenhará o papel de um terráqueo chamado Harry, o Humilde Agente de Cura, enquanto a outra fará o papel de Re-La-Eh (acento tônico na última sílaba). Re-La-Eh é a palavra "curador ou agente de cura" (*healer*) escrita de trás para a frente e é um habitante do planeta Vênus.

O ideal é que grupos de quatro pessoas façam essa exploração ao mesmo tempo. Nesse caso, cada grupo se dividirá em duas duplas, de modo que A trabalhe com B, e C trabalhe com D. Em cada dupla, uma pessoa será Harry, o Humilde Agente de Cura, e a outra será Re-La-Eh. Depois que a exploração tiver terminado e todos tiverem tido oportunidade de registrar suas anotações sobre a experiência, as pessoas trocam de papéis, sem compartilhar suas experiências, e repetem a exploração. No final desta exploração e depois que todas as anotações tiverem sido registradas, mas ainda não compartilhadas, as duas duplas trocam de parceiros, de modo que A agora fique com C, e B com D, e repetem a exploração.

Para aproveitar plenamente o tempo, poderá haver uma troca adicional de parceiros de modo que A faça par com D e B faça par com C, podendo assim a exploração ser repetida mais uma vez.

Material
Caneta e papel.

Procedimento

1. Para começar, cada dupla decidirá quem vai ser Harry, o Humilde Agente de Cura, e quem será Re-La-Eh, o Venusiano. Quando isto tiver sido decidido, ambos se concentram por alguns momentos.

2. Instruções para Harry:

Imagine que você sempre quis ter uma experiência fora do corpo. Esta noite seu desejo foi concedido, e você conseguiu ir para o planeta Vênus. Você navega as camadas etéreas com facilidade e se adapta instantaneamente. Aterrissa e anda a esmo, absorvendo tudo o que vê. Ao dobrar uma esquina, você se vê face a face com um venusiano, Re-La-Eh.

Você não fica intimidado com o venusiano, mas descobre que não compreende a língua venusiana, nem Re-La-Eh compreende o que você está dizendo.

Partindo do pressuposto de que os venusianos têm chakras, você usa seus chakras para transmitir uma mensagem a Re-La-Eh. Acene com a cabeça para Re-La-Eh quando estiver pronto para enviar a mensagem. Mande a mensagem por meio de suas exalações, dirigindo ao mesmo tempo a respiração para o seu chakra apropriado.

3. Instruções para Re-La-Eh:

Quando você vir Harry acenar com a cabeça, faça nele uma avaliação de Toque Terapêutico. Examine todo o campo de energia vital de Harry num passo moderado, sem parar. Depois reavalie qualquer região do campo que queira verificar. Tome nota das suas impressões sobre a mensagem que Harry está tentando transmitir. Não troque informações neste momento.

4. Harry também anotará a mensagem que está tentando passar e quaisquer impressões que tiver sobre a experiência.

5. Quando esta exploração tiver sido completada, há uma troca de parceiros, de acordo com o que foi estipulado acima. Isso dará a cada membro do grupo três oportunidades de enviar e receber mensagens.

190 TOQUE TERAPÊUTICO

6. Depois que a última exploração tiver terminado, todos os quatro se reúnem em grupo para discutir suas experiências. Assimilar as palavras exatas da mensagem de Harry será algo incomum, mas essa questão é secundária.

De fundamental importância será o relato feito por Re-La-Eh sobre o seu trabalho interior para tentar captar a comunicação de Harry. Enquanto discute suas experiências, observe particularmente as semelhanças e diferenças em suas experiências e as abordagens originais ou inesperadas dos problemas da comunicação extraterrestre.

A VALIDADE DA COMPAIXÃO

Tenho refletido amiúde sobre o poder da compaixão. Ela não constitui, de maneira alguma, uma técnica de sobrevivência, e me admira que ela continue a surgir no coração dos seres humanos há milênios. Por quê? Uma possível resposta é que é assim que devemos nos relacionar uns com os outros — quem sabe praza à Natureza que exercitemos o mais generoso de todos os traços humanos em relação a outros seres. Talvez o sucesso da evolução não diga respeito tanto ao fato *de que* sobrevivemos quanto ao fato *de como* sobrevivemos.

Demonstramos nos capítulos anteriores que a compaixão é uma condição necessária para a utilização, por parte do terapeuta, da prática do Toque Terapêutico. Não se trata apenas de que sem compaixão, como o fator de motivação, a prática do Toque Terapêutico corre o risco de não passar de um jogo de poder. É também um fato subjetivamente comprovável que é a natureza dinâmica da compaixão que oferece a oportunidade de mergulharmos nos recantos mais remotos de nossa própria consciência, de termos acesso a nossas mais excelentes aptidões e, assim, operar o milagre da cura naqueles que necessitam. É, sem dúvida, esta paixão irreprimível de ajudar os outros que fornece o extraordinário impulso energético necessário ao decisivo salto quântico que distingue o estado vitalizante da cura do estado debilitante da doen-

A Conexão Natural do Toque Terapêutico 191

ça. A força integrativa que conhecemos como compaixão abre caminho para que as energias universais da cura circulem através de nosso ser, e é pelo conhecimento oriundo da experiência que acompanha esse fluxo que temos a oportunidade, no momento da cura, de reconhecer a realidade de nosso ser interior.

Durante a aplicação do Toque Terapêutico, este reconhecimento provém diretamente da fase de avaliação, que é ela própria sancionada pelo estado de consciência centralizada mantido durante toda a interação do Toque Terapêutico. É durante a avaliação que captamos informações diretamente do campo de energia vital do paciente, e essas informações então nos dão uma estrutura ou perspectiva de conhecimento pessoal à medida que o processo de Toque Terapêutico flui através de nós. Enquanto prossegue na realização da cura, o processo nos envolve profundamente e — por um instante, e se estivermos convenientemente atentos — temos um reconhecimento passageiro de termos sido tocados por um complexo de energias universais de cura, no qual ambos, agente de cura e paciente, dividem um território comum. É então que intuímos que não são apenas o agente de cura e o paciente que estão envolvidos no ato de cura, senão também que um fator "X" ressoou no momento de cura de uma forma transpessoal e, quase sempre, transversal.

Podemos também perceber, a essa altura, que o Toque Terapêutico é, de fato, uma disciplina — no sentido de ser uma busca autodisciplinada para conhecer o trabalho interior que evoca as profundezas da prática do Toque Terapêutico e faz dele um estilo de vida. É ainda uma disciplina, no sentido de que o Toque Terapêutico é um ramo particular de educação do agente de cura como uma interpretação contemporânea de várias práticas antigas de cura, práticas que são estruturadas sob a premissa fundamental de que a própria cura representa uma potencialidade natural.

O Toque Terapêutico Como um Ato Transpessoal

Agora podemos ver claramente que o ato de centralização que dá legitimação ao Toque Terapêutico não é um ato passivo, mas uma exploração ativa do ser interior e um uso experiente de suas facetas no trabalho interior do Toque Terapêutico. Ao mesmo tempo, o Toque Terapêutico emerge como um ato transpessoal quando você, sob o persistente impulso do interesse compassivo, adquire confiança — permitindo que os planos superiores do ser mostrem o caminho — e percebe a resposta gratificante a esse impulso. É aqui que você, como terapeuta do Toque Terapêutico, "se revela" completamente, transcende preconceitos culturais e permite que as convicções de sua vida íntima interajam com a personalidade exterior, mais socializada e egocêntrica, a *persona*, e impregnem suas atividades cotidianas.

Na agonia de traduzir essa convicção em realidade, surge a consciência da natureza unitária desse ser interior, à medida que o conhecimento acumulado com a experiência do ato de cura aclara o reconhecimento dos potenciais elos comuns de consciência entre todos os seres vivos. Nosso esforço para fazer do Toque Terapêutico um ato consciente estimula o nosso potencial de intuição e clarividência. Valorizando a extrema vantagem que essas qualidades emprestam às técnicas de cura, nós voluntariamente controlamos a estabilidade de nossas forças psíquicas e transmutamos um impulso desenfreado em ação deliberada, visando satisfazer as necessidades do paciente. Apoiada por esta eficiente mudança na percepção, segue-se uma transformação obrigatória na visão de mundo e uma subseqüente e decidida reformulação do estilo de vida.

Dessa maneira, vemos que a cura, processada mediante atos desimpedidos de compaixão, introduz na sua vida uma energética singular, as energias mais sutis dos planos superiores do ser. Estes arautos do ser interior foram contatados através do exercício consciente dos chakras superiores durante o ato de cura. É quando estes conhecimentos pessoais são adquiridos pelo terapeuta, e ativamente utilizados na prática do Toque Terapêutico, que essa interação nascida da compaixão oferece a oportunidade de contatar o transpessoal. Assim, você tem acesso às fontes íntimas, subjetivas, de orientação e inspiração, e sua personalidade adquire esta-

A Conexão Natural do Toque Terapêutico

bilidade para submeter estas intuições a testes comprovados pelo trabalho interior. Em última análise, são estes testes proporcionados pelo seu trabalho interior que respondem à persistente interrogação: *"Por que eu quero ser um agente cura?"*

9

O TOQUE TERAPÊUTICO COMO FORÇA SOCIAL

O TOQUE TERAPÊUTICO NA COMUNIDADE

Ao desembarcar do avião em Edmonton, Canadá, para apresentar uma tese numa conferência internacional, rapidamente procurei a bandeira que distinguia a mesa de recepção da conferência, onde eu deveria encontrar a pessoa indicada para me conduzir até o hotel. Seguindo instruções, aproximei-me da rampa que levava à área de liberação de bagagem e vi uma mulher que descia alguns metros à minha frente. Na base da rampa avistei a mesa de recepção, atrás da qual havia duas mulheres sentadas. Troquei de posição a minha pasta de executivo e a minha bagagem de mão para descer a rampa.

Eu não havia dado mais de meia dúzia de passos quando vi a mulher à minha frente tropeçar e estatelar todo o seu corpo, arremessado para diante, no chão. Corri para ajudá-la, notando ao mesmo tempo que as duas mulheres da mesa de recepção le-

O Toque Terapêutico Como Força Social   195

vantaram-se rapidamente para socorrê-la. Elas alcançaram a mulher antes de mim e, quando me aproximei, ouvi uma dizer à outra: "Ela está ferida! Faça o Toque Terapêutico, rápido!" Percebendo que ela estava certa, obedientemente pus minha pasta e bagagem de mão no chão, tirei minha capa impermeável e, quando me voltei para aplicar o Toque Terapêutico na mulher ferida, descobri que as duas mulheres da recepção já estavam trabalhando nela, trocando informações sobre suas avaliações individuais e planejando estratégias de reequilíbrio.

Fiquei de lado, observando as duas mulheres completamente absortas nesse trabalho. Levei um ou dois minutos para compreender que não só elas estavam indo muito bem sem mim, como também nem sequer me reconheceram ou haviam se dado conta da minha relação com a origem do Toque Terapêutico. Se eu não tinha compreendido isso antes, agora eu percebia claramente que o Toque Terapêutico adquirira vida própria e progrediria muito bem com ou sem mim nos anos vindouros.

Nos vinte e quatro anos desde que Dora Kunz e eu introduzimos o Toque Terapêutico, ele tem-se desenvolvido rapidamente e tem sido muito útil como uma modalidade de cura. Além dos estudos intensivos e da teoria de desenvolvimento nos quais Dora e eu nos envolvemos, no momento em que escrevo já existem vinte e sete dissertações de doutorado sobre o Toque Terapêutico aceitas em universidades dos Estados Unidos; dezoito pesquisas de pós-doutorado sobre o Toque Terapêutico foram aprovadas e inúmeros estudos clínicos e teses de mestrado foram concluídos. Até o momento, já ensinei o Toque Terapêutico a mais de 43.000 profissionais da área de saúde, além de vários milhares de leigos e, nesse período, nossos estudantes provavelmente já ensinaram um número semelhante de pessoas em suas próprias atividades profissionais.

Existe um grande número de artigos em revistas e vários livros sobre o Toque Terapêutico, e muitos comentários em todos os principais canais da mídia eletrônica nos Estados Unidos e no Canadá. O Toque Terapêutico tem recebido considerável atenção em

196 TOQUE TERAPÊUTICO

todas as partes do mundo, incluindo animados e constantes diálogos internacionais na Internet por meio do "America On-Line", "Prodigy" e outros serviços *on-line*.

Chamaram-me a atenção para o fato de que o Toque Terapêutico foi, historicamente, a primeira modalidade de cura a fazer parte integrante de um currículo universitário com pleno reconhecimento. Atualmente, o Toque Terapêutico é ministrado em mais de uma centena de faculdades e universidades dos Estados Unidos e ensinado em setenta e cinco países estrangeiros. Um dos cursos nos Estado Unidos é um seminário em nível de graduação para formandos em biologia. O professor me conta que o Toque Terapêutico oferece o modelo de investigação sobre a natureza da biologia no século XXI.

A literatura profissional sobre Toque Terapêutico é tão extensa que desde 1988 ele tem sido sistematicamente citado no Medline, o sistema de consulta computadorizado de obras importantes para as profissões médicas. Por exemplo, dois dias atrás, Neila, uma praticante do Toque Terapêutico, enviou-me um exemplar do atual *best-seller* de Michael Palmer, *Extreme Measures*. Na página 100, Palmer está escrevendo sobre uma "excelente enfermeira de pronto-socorro", Terri Dillard, e diz: "... muitas vezes, com sua massagem e Toque Terapêutico, ela fazia o diagnóstico ou mesmo curava pacientes antes que um médico entrasse no quarto". (Meu comentário: "Michael, Michael, você teve um SONHO... mas ele de fato aconteceu!")

O TOQUE TERAPÊUTICO NA FAMÍLIA

Em 1985, terminei um relatório baseado numa pesquisa subvencionada sobre relações conjugais. Pelo contrato assinado, eu me comprometi a ensinar maridos a aplicar o Toque Terapêutico em suas esposas grávidas durante o terceiro trimestre, quando os fetos já estivessem de seis a nove meses no útero, e os maridos continuaram a aplicá-lo até o nascimento da criança. O estudo foi

O TOQUE TERAPÊUTICO COMO FORÇA SOCIAL

197

bem-sucedido, sem nenhuma reação desfavorável à prática do Toque Terapêutico.

O Toque Terapêutico foi tão prazeroso para os casais, que várias dezenas deles, do grupo experimental, continuaram a aplicá-lo no seio da família depois do nascimento dos filhos. O Toque Terapêutico floresceu dentro da família, cujos membros aplicavam-no uns nos outros em vez de tomar uma aspirina. Em algumas famílias, o Toque Terapêutico foi incorporado à vida familiar cotidiana. Por exemplo, quando o arrimo de família retornava do trabalho no fim do dia, como uma expressão de amor e de cuidado, um membro da família oferecia a ele o Toque Terapêutico por causa de sua rápida reação de relaxamento... "para ajudá-la a fugir da rude mentalidade selvagem do mundo competitivo dos negócios, de modo que ela pudesse se tornar novamente humana", conforme afirmou um pai de família. Com muita rapidez essas práticas intrafamiliares foram transmitidas para parentes e amigos, e pequenos grupos levaram-nas para a comunidade.

O TOQUE TERAPÊUTICO COMO FORÇA SOCIAL

Eu mesma não tinha uma idéia completa da grande demanda pelo Toque Terapêutico até 1989, quando recebi dois telefonemas no intervalo de poucos dias um do outro. Eram de diferentes partes do país, mas ambos eram de administradores hospitalares e continham a mesma mensagem. Eles ligaram para me contar que seus escritórios estavam recebendo chamadas de cidadãos locais que iam enfrentar hospitalização. Em cada caso, as pessoas que telefonaram queriam ter certeza de que o Toque Terapêutico era aplicado no hospital para que pudessem ter sessões de Toque Terapêutico após os procedimentos médicos. Se essa segurança não pudesse ser dada, elas disseram, iriam procurar outro hospital, onde o Toque Terapêutico fosse aplicado. Mesmo quando ouvi essa informação pela segunda vez, levei alguns minutos para reagir de forma inteligente. Só com o tempo é que compreendi que, com sua ênfase na compaixão pelos necessitados e com os desafios pessoais que seu trabalho interior apresentava para o terapeuta, o Toque Terapêutico havia se tornado uma força social importante. Simultaneamente, a passagem do Toque Terapêutico para a comunidade atraiu o entusiasmo de voluntários e funcionários de asilos para idosos. Daí a dois anos o Toque Terapêutico estava sendo praticado em asilos nos Estados Unidos e no Canadá, onde ele continua a ajudar muitas pessoas a fazer a transição final com serenidade.

O Toque Terapêutico no Exterior

O Toque Terapêutico tem sido praticado em muitos "lugares problemáticos" do mundo. Uma lembrança duradoura de um giro de conferências de um mês pela África do Sul é a visão de pessoas de todo tipo de cor aplicando o Toque Terapêutico umas nas outras. Contaram-me que, antes de a paz ter sido invocada pela visita de Muhammad Anwar Sadat a Israel, o Toque Terapêutico já era praticado tanto por israelenses como por egípcios na Faixa de Gaza. Durante o começo da década de 1980, ele foi introduzido nos campos de refugiados na Tailândia e, mais tarde, no Cambodja. Alguns dos refugiados uniram-se aos voluntários do hospital americano para fazer o Toque Terapêutico, porque ele os fazia lembrar de suas práticas tradicionais.

O Toque Terapêutico também foi ensinado na cidade de Ho Chi Minh, no Vietnã. Carolyn e John são dois veteranos praticantes do Toque Terapêutico. Numa estranha intersecção de tempo, mas sem nenhum propósito intencional, enquanto Carolyn ensinava o Toque Terapêutico na cidade de Ho Chi Minh, John estava realizando sessões de Toque Terapêutico para vários veteranos da guerra do Vietnã nos fundos de um bar e churrascaria em Nova Jérsei. O Toque Terapêutico tem sido ensinado em diversas regiões da China e, certa vez em que um turista se feriu gravemente, ele foi praticado ali mesmo na Grande Muralha.

O ALCANCE DO TOQUE
TERAPÊUTICO NAS AMÉRICAS

Limitando nossa esfera de ação às Américas, o Toque Terapêutico é ensinado num amplo arco acima do Círculo Ártico, nos postos comerciais dos Territórios do Noroeste no Canadá até no Hospital de Saúde Pública dos Estados Unidos em Kotzebue, no Alasca. Ele tem sido praticado nas florestas tropicais do Brasil, nos pampas cobertos de grama da Argentina e, na América insular, desde Porto Rico, no Atlântico a leste, até o Havaí e Guam, nas ilhas Marianas, no Pacífico.

O TOQUE TERAPÊUTICO EM
SITUAÇÕES DE EMERGÊNCIA

O Toque Terapêutico tem sido praticado em muitas comunidades americanas durante catástrofes naturais, como por exemplo entre as equipes da defesa civil durante as inundações do Mississippi em 1993; no terremoto da Califórnia e nos incêndios florestais de Montana, no ano seguinte, e nas ruas de Oklahoma City logo após o atentado a bomba terrorista de 1995. E está sendo usado em pessoas exaustas e superexpostas apanhadas pelas inundações no Oregon, no momento em que escrevo este livro.

O Toque Terapêutico tem sido utilizado em emergências cotidianas por técnicos em emergência médica que dirigem ambulâncias e pilotam helicópteros de resgate aéreo; por bombeiros; pelo pessoal especializado em traumatismos na cena de acidentes de automóvel e outros; por equipes de pronto-socorro; por salva-vidas nas praias e por patrulhas da neve. As patrulhas o usam nas rampas de esqui em caso de fraturas, pois sua segura e rápida reação de relaxamento lhes dá a oportunidade de fixar o osso fraturado e imobilizá-lo antes de transportar a pessoa·machucada montanha abaixo.

Numa situação muito mais precária, Marsha e Gretchen, duas universitárias que estavam aprendendo Toque Terapêutico, faziam uma caminhada do outro lado da baía de São Francisco, de onde ainda podiam avistar os arranha-céus da cidade. De algum modo, elas entraram em contato com uma substância à qual Marsha era extremamente alérgica. Em questão de minutos, ela apresentava sintomas de choque anafilático. Elas haviam partido sem um *kit* de primeiros socorros; porém, Gretchen imediatamente aplicou o Toque Terapêutico. Quando Marsha se recuperou, elas caminharam de volta para o acampamento, onde casualmente nos contaram acerca do incidente. Desde então, têm havido muitos relatos semelhantes de uso do Toque Terapêutico em emergências, desde casos de bebês que nascem em áreas remotas até casos de pessoas idosas que sofrem ataques do coração quando estão sozinhas. "Felizmente", disse Keith, um terapeuta que conseguira ajudar uma senhora idosa que sofrera um ataque cardíaco em um *shopping*, "eu trouxe minhas mãos comigo."

ENSINANDO O TOQUE TERAPÊUTICO
A PARENTES DO PACIENTE

Visto que os fundamentos do Toque Terapêutico são naturais, seguros e fáceis de aprender, há muitos anos vimos adotando a prática de ensinar o Toque Terapêutico a parentes e amigos de pessoas doentes. Esta prática tem sido bem-sucedida, e em muitos hospitais programas desse tipo se tornaram um procedimento aceito — por exemplo, em unidades de recuperação hospitalar onde parentes participam e aprendem atividades de reabilitação destinadas a pacientes à espera de receber alta. Ele também é ensinado muito freqüentemente a parentes que acompanham pacientes que receberam transplantes de medula em centros oncológicos; em unidades pediátricas onde os pais têm acomodações próprias e em outras situações semelhantes.

A Co-terapia na Comunidade

Outra prática que tem se desenvolvido ao longo dos anos nós a chamamos de "co-terapia". Os pacientes ficam profundamente comovidos com os esforços feitos em seu benefício durante as sessões de Toque Terapêutico. Já que este tem um alto grau de segurança, se eles demonstram interesse em fazer o Toque Terapêutico, nós ensinamos a esses pacientes as habilidades básicas enquanto eles se encontram em ambientes supervisionados. À medida que progridem no Toque Terapêutico e a saúde melhora, fazemos com que eles o apliquem em pessoas que apresentam a mesma doença desses ex-pacientes — agora convertidos em curadores. Agora, percebendo a doença de uma outra perspectiva, o novo praticante do Toque Terapêutico muitas vezes adquire considerável compreensão de suas próprias experiências como paciente. Não raro, essa compreensão tem um impacto tão forte que transforma a vida da pessoa.

Em 1996, existiam grupos de "co-terapia" em atividade em vários países cujo enfoque estava voltado para problemas cardíacos enfrentados por pessoas com síndrome pré-menstrual; doença de Raynaud; muitos tipos de câncer; amputação bilateral; doença de Graves; AIDS e sintomas pós-implante de seio de silicone; entre grupos de saúde da mulher e casais cuja mulher está grávida ou que passam por problemas intrafamiliares. Um dos grupos mais ativos é o dos Panteras Cinzentas, um grupo de atividades políticas da terceira idade, que aplicam o Toque Terapêutico em seus colegas da mesma idade em enfermarias e em asilos para idosos. Porém, uma das experiências mais impressionantes — devido às suas possíveis conseqüências sociais — tem sido um desdobramento do conceito de "co-terapia" que foi realizado pela primeira vez dentro do sistema judicial de Oregon. Nesse programa, delinqüentes juvenis que foram sentenciados a períodos de prestação de serviços comunitários tiveram a oportunidade de aprender o Toque Terapêutico e, depois, reduzir a duração de suas penas, aplicando-o em instalações destinadas a pessoas doentes e idosas. Parece uma combinação insólita; no entanto, os estudos parecem

202 TOQUE TERAPÊUTICO

demonstrar que os avós são mais capazes de se aproximar dos adolescentes atuais do que os pais, e talvez o Toque Terapêutico abra uma oportunidade para que esse relacionamento aconteça.

A COMBINAÇÃO DO TOQUE TERAPÊUTICO COM OUTRAS TERAPIAS

Desde quando introduzimos o Toque Terapêutico há um quarto de século, ele tem sido ensinado a um amplo espectro de profissionais de saúde, a começar por enfermeiras, médicos e psicólogos e, depois, abarcando todo o conjunto de terapeutas licenciados, assistentes sociais ligados à medicina e consultores. Um dos novos campos em que o Toque Terapêutico tem sido praticado é a inseminação artificial, e muito recentemente terapeutas que orientam pessoas na adoção de crianças acrescentaram o Toque Terapêutico às suas técnicas.

Constata-se que o Toque Terapêutico tem muitos pontos de contato com todas as modalidades de cura, tanto tradicionais como ortodoxas, assim também com terapias mais recentes, como o *biofeedback.* O Qi gong externo, a antiga arte taoísta, foi chamado de "O Toque Terapêutico chinês" por um de seus principais mestres, Kenneth Cohen (Cohen, 1993). Pessoas que têm combinado massagem com aplicações de Toque Terapêutico notaram que apesar de a massagem estimular o campo de energia do cliente, é o Toque Terapêutico que na verdade o equilibra, e elas recomendam que o Toque Terapêutico faça parte de todo trabalho corporal (Schatz e Carlson, 1995).

O TOQUE TERAPÊUTICO E AS "OUTRAS RAÇAS"

O Toque Terapêutico tem sido bastante extensamente usado com animais. Uma freira era uma das primeiras "Adeptas de Krieger", expressão cunhada pelos primeiros estudantes de Toque Terapêu-

O TOQUE TERAPÊUTICO COMO FORÇA SOCIAL

tico para si mesmos e que persiste através das gerações. Depois que essa freira concluiu seu programa de mestrado no qual o Toque Terapêutico era parte do currículo, foi-lhe concedido um ano de licença como professora universitária. Ela preferiu passar esse tempo pastoreando ovelhas nas Montanhas Rochosas e adaptou as técnicas de Toque Terapêutico durante o tempo em que passou cuidando de ovelhas.

Logo depois dessa experiência bem-sucedida com ovelhas, o Toque Terapêutico começou a ser usado com outros animais de criação. Em diversas partes dos Estados Unidos e do Canadá, descobriu-se a sua eficácia em cavalos e, mais tarde, em vacas. Muito rapidamente seu uso espalhou-se para cabras, galinhas e patos e, mais recentemente, lhamas. Agora é comum ver o Toque Terapêutico sendo ensinado em um estábulo ou no campo ao ar livre, em vez de uma sala de aula formal. Contudo, isso não exclui as salas de aula: numa cidade de Vermont, as pessoas que aprendem o Toque Terapêutico durante uma sessão de inverno praticam-no nas galinhas que trazem consigo!

O Toque Terapêutico em animais de estimação domésticos tem estado em voga desde que o introduzimos. Espalhadas em várias comunidades em todo o país, existem hoje clínicas para a prática do Toque Terapêutico em gatos, cães, hamsters, ratos brancos e pássaros. Verifica-se que esses animais são extraordinariamente sensíveis ao Toque Terapêutico, sendo o aspecto mais notável o efeito muito rápido que ele tem sobre pássaros.

Desses desdobramentos surgiu uma prática que talvez seja o máximo com respeito à compaixão por essas "outras raças". Ela foi iniciada por duas corajosas "Adeptas" na Colúmbia Britânica, Janie e Liz, que ensinaram o Toque Terapêutico a um grupo de técnicos de laboratório de animais. Os técnicos de laboratório depois usaram essas habilidades em animais sob seus cuidados antes de receberem ordens de submetê-los à eutanásia. Esse ato não tem precedentes, e eu confesso que não entendo meus próprios sentimentos confusos a respeito dele. No entanto, uma mensagem é clara para mim: jamais subestime o poder da compaixão.

As Forças Sociais Que Possibilitaram a Difusão do Toque Terapêutico no Mundo

Revendo a história do Toque Terapêutico desde a sua introdução, percebe-se que a sua origem coincidiu com uma notável janela do tempo. Mais do que qualquer outro fator, esse momento favorável proporcionou as circunstâncias corretas para o êxito do Toque Terapêutico. Num sentido concreto, Dora Kunz e eu fomos brindadas com uma oportunidade e a acolhemos.

Desde a Segunda Guerra Mundial, têm havido quatro forças sociais cujo impacto tem repercutido na maioria dos países do mundo e, com isso, abriram o caminho para o desenvolvimento do Toque Terapêutico. Sua energia tem atuado sinergisticamente para produzir raras oportunidades de mudanças significativas na visão de mundo, e essa condição se intensifica às vésperas do século XXI. Em particular, esta é uma era de novos começos. Carl Jung chamou a década de 1990 de "Ponto Terminal", pois ela é não só o fim de um século, senão também o fim de um milênio. É importante, talvez até decisivo, que aprendamos agora a pensar de maneira nova. É hora, Jung está dizendo, de uma mudança radical de percepção. Está ocorrendo uma significativa transformação no *continuum* da vida à medida que entramos em uma nova era e em um novo tempo, e precisamos permitir a nossas noções estabelecidas a latitude de ver o mundo de uma nova maneira.

Na esteira da Segunda Guerra Mundial, tanto para fugir das extensas devastações da guerra, quanto para experimentar mais plenamente as culturas estrangeiras exóticas e muito diferentes que vieram à luz durante o tumulto, um *anseio mundial de experimentar o novo* tomou conta das pessoas, e elas viajaram em hordas para os recantos mais distantes do planeta. No aspecto sombrio — ligado à deslocação voluntária durante esse tempo — houve um período de migrações em massa forçadas pelos avanços de catástrofes naturais, como seca, peste e graves alterações climáticas que, tristemente, foram acompanhadas por fragilidades hu-

O Toque Terapêutico Como Força Social 205

manas, como a avareza, a cobiça, a inveja e o egoísmo. Todavia, o resultado líquido dessas migrações transnacionais não teve paralelo; sua mescla de tradições e costumes culturais em grande escala serviu para abalar as convicções de uma boa parte da geração pós-guerra e fazer essas pessoas compreender outras perspectivas culturais e apreciar outras realidades.

Uma segunda força que influenciou consideravelmente a sociedade foi a *aplicação, no período pós-guerra, de muitos avanços da ciência e da tecnologia,* originalmente criados no auge do conflito bélico, mas que foram posteriormente adaptados às necessidades diárias das pessoas. Da compreensão moldada por esse crescimento tecnológico que nos rodeia em casa, na escola e no escritório, surgiu uma extensão popular da nova física que está por trás do desenvolvimento dessas utilidades modernas. Os princípios da relatividade e da física quântica foram esclarecidos para a pessoa comum e, à medida que os conceitos eram traduzidos para uma linguagem científica mais acessível, a mudança de paradigma era percebida muito rapidamente até nas zonas rurais. Crucial para este novo quadro de referência foi uma crescente compreensão da estreita relação entre a filosofia da nova ciência e a sabedoria, comprovada pelo tempo, de antigos ensinamentos, sobretudo os do Oriente.

Uma terceira força decisiva na aceitação do Toque Terapêutico — aliás, de toda cura no nosso tempo — tem sido *o reconhecimento do poder do princípio feminino em todas as pessoas, independentemente do sexo.* Este é um aspecto do conhecimento humano que se perdeu para a civilização ocidental, desde os tempos bíblicos, na opinião de alguns.

O principal valor desse reconhecimento tem sido uma aceitação da receptividade para a qual nos abre essa expressão de compaixão, e a percepção dessa receptividade mais como uma expressão de força do que como um sinal de fraqueza.

A quarta força que contribui para a crescente aceitação dessa atitude favorável é *a diminuição do medo da morte* que penetrou na consciência pública sob o compassivo convencimento da dra. Elisabeth Kubler-Ross. Foi ela quem nos deu coragem para reconhecer a morte como parte da vida, incitando-nos a fazer da vida um acontecimento significativo e a fazer da morte uma celebração desse significado.

Há muitas outras forças sociais que foram liberadas na segunda metade do século XX e que criaram uma atmosfera para a introdução e a aceitação do Toque Terapêutico, mas eu considero essas quatro forças como determinantes da formação de um clima apropriado que tornou isso fácil e divertido!

Em simples palavras, elas são:

- a aceitação transcultural de outras realidades;

- a compreensão popular das implicações filosóficas da nova física e de sua estreita relação com antigos ensinamentos;

- o reconhecimento da importância do princípio feminino como uma característica humana fundamental;

- a diminuição do medo da morte e um princípio de reconhecimento de que a vida tem sentido.

Uma Pergunta Significativa Merece Muitas Respostas

Lembrando de tudo isso, eu continuo a refletir sobre a pergunta com a qual começamos — *Por que eu quero ser um agente de cura?* — e me dou conta de que não existe nenhuma resposta e que nenhuma resposta é simples. Ao contrário, as respostas crescem em importância e em complexidade quando começamos a explorar as profundezas e a entender a natureza da tarefa que colocamos diante de nós mesmos. Tão logo chegamos a um nível de compreensão e procuramos liqüidar a questão, uma ligeira mudança de perspectiva abre um outro panorama a ser explorado.

Esse processo me faz lembrar de um modelo de investigação científica que foi apresentado à minha classe quando iniciei meus estudos de doutorado. Foi para nós uma dádiva ter uma mestra extraordinariamente brilhante, criativa e estimulante, a Professora

Martha E. Rogers, que constantemente nos encorajava a alcançar a excelência. O modelo que ela pôs diante de nós era Louis Agassiz, o renomado zoólogo, geólogo e paleontólogo do século XIX, que estava reconhecidamente muito à frente de sua época, tanto como cientista quanto como professor.

Ouvimos sempre contar a história de um jovem estudante universitário que aspirava a ser assistente de laboratório de Agassiz. Ao chegar ao laboratório para sua entrevista inicial, o estudante ficou várias horas esperando até que Agassiz aparecesse. O aposento era moldurado por espécimes de peixes de vários tipos, e o estudante, enquanto esperava, passou parte do tempo estudando os peixes.

Quando Agassiz finalmente chegou e terminaram as breves formalidades de apresentação, o estudante fez um comentário educado sobre a coleção de peixes. Agassiz perguntou-lhe então o que ele havia notado a respeito dos peixes, e o estudante despejou um conhecimento enciclopédico sobre a taxonomia dos peixes. Passado um momento, Agassiz disse: "Sim, e o que você viu?" O estudante ficou confuso e só conseguiu gaguejar uma resposta esfarrapada. Agassiz disse: "Sim, olhe de novo, olhe de novo", e saiu. O estudante reexaminou os peixes até o anoitecer, quando foi para casa.

No dia seguinte, voltou. Agassiz não estava por perto; assim o estudante tornou a examinar os peixes. Quando Agassiz voltou ao laboratório mais tarde nesse dia, o estudante recitou para ele sua ladainha de observações. Acenando com a cabeça, Agassiz disse: "Sim. Olhe, olhe de novo!" e saiu.

Sombrios sonhos com peixes acompanharam o sono agitado do estudante naquela noite. No dia seguinte, ele mal conseguia enfrentar a tarefa imediata, mas persistiu. Para sua surpresa, descobriu aspectos dos peixes que não havia notado antes. As novas observações o intrigaram e ele não percebeu o retorno de Agassiz. A história prossegue um pouco mais, porém a conclusão é que o estudante finalmente encontrou a resposta para a qual Agassiz o estava cutucando: o peixe é simétrico, e a simetria é a chave para a sua bem-sucedida sobrevivência como ser aquático. Agassiz fica satisfeito e o estudante conseguiu o emprego mas, quando estava prestes a deixar o aposento, Agassiz se virou, olhou o estudante dentro dos olhos e o encorajou a prosseguir, exortando-o firmemente: "Olhe! Olhe de novo!"

É com esta exortação, "Olhe! Olhe de novo!", que deixo você. Eu tenho explorado a pergunta *Por que eu quero ser um agente de cura?* há muitos anos. Para compartilhar com você a essência de minhas descobertas, eu também diria: "Olhe! Olhe de novo!" A resposta está bem diante de seus olhos. Olhe de novo.

APÊNDICE A

SUGESTÕES PARA ANALISAR SEU DIÁRIO DE TRABALHO INTERIOR

Material

Caneta e papel, um dicionário de sinônimos e um gravador.

Procedimento

1. O procedimento básico que acho mais vantajoso para uma revisão objetiva dos meus diários é uma negativa: não leia o diário por pelo menos uma ou duas semanas depois de escrevê-lo. Quando escrever o diário, disponha as linhas em espaço duplo e deixe uma margem de cinco centímetros num dos lados do papel.

2. No fim de cada período de duas semanas, providencie um intervalo de duas horas, durante o qual não seja interrompido, e leia de uma só vez todas as anotações desse período. Quando estiver lendo e recordando-se dos acontecimentos das últimas duas semanas, idéias correlatas, perguntas, intuições, rabiscos ou esboços surgirão à mente. Anote-os nas margens do papel e continue lendo. Nesse momento, também sublinhe as questões ou idéias-chave sobre as quais escreveu, assim como as palavras que despertem uma reação emocional quando estiver lendo o seu diário.

3. Volte atrás no seu diário e, nas linhas vazias (os espaços duplos) acima das palavras sublinhadas, escreva sinônimos delas, que você pode selecionar do dicionário. Nesse momento, acrescente o que desejar nas margens.

4. Releia o seu diário; desta vez, porém, leia-o em voz alta para o gravar em fita, substituindo as palavras originais pelos sinônimos.
5. Ligue novamente o gravador. Enquanto ouve a fita gravada, anote idéias adicionais ou comentários correlatos nas margens do papel.
6. Usando suas anotações marginais como guia, escreva um resumo de dois a três parágrafos do seu diário do dia. Dê atenção a áreas que você queira acompanhar depois para estudo ou meditação.
7. Releia todos os seus resumos — ou apenas aqueles que você selecionou — a cada três meses. Avalie como você conclui suas idéias, perguntas, interesses e intuições e desenvolva um amplo plano a ser seguido durante os três meses seguintes.

APÊNDICE B

HOSPITAIS E INSTITUIÇÕES DE SAÚDE ONDE O TOQUE TERAPÊUTICO É PRATICADO

Compilado por: Nurse Healers-Professional Associates, Inc. Cooperative

(Relacionados em ordem alfabética, por Estado)

Hospice of the Valley
Deptº: Home Care
2600 E. Thomas Road
Phoenix AZ 85016
Contatar: Betty Croce
602-860-1995
Regulamento escrito: Não
Procedimento escrito: Não

The Meadows
Deptº: Addiction, recovery, psychiatry
PO Box 97
Wickenburg AZ 85358
Contatar: Judy Lyn Sweetland, Staff RN
520-684-3926
520-684-3427
Melissa Gacke, RN, DON
Regulamento Escrito: Sim
Procedimentos Escritos: Sim
Ensinado Aqui: Sim

Alameda Hospital
Deptº: Nursing
2070 Clinton Avenue
Alameda CA 94501
Contatar: Christina Chapman, Staff Nurse III
510-814-4049
Regulamento Escrito: Sim
Procedimentos Escritos: Sim
Ensinado Aqui: Sim

Help Unlimited Home Care
1787 Goodyear
Ventura CA 93003
Contatar: Marie Fasano-Ramos, RN
805-289-9999
Regulamento Escrito: Sim
Procedimentos Escritos: Sim
Ensinado Aqui: Sim

Hospice of Petaluma
Deptº: Case Management
415 A Street

212 TOQUE TERAPÊUTICO

Petaluma CA 94952
Contatar: Marilee Blonski, RN, Case Manager
707-778-6242
Regulamento Escrito: Sim
Procedimentos Escritos: Sim
Ensinado Aqui: Não

Mad River Hospital
3800 Janes Road
Arcata CA 95521
Contatar: Stephanie Haines
707-677-3528 H
Regulamento Escrito: Sim
Procedimentos Escritos: Sim
Ensinado Aqui: Sim

Nursing Therapeutics Institute
170 East Cotati Avenue
Santa Rosa CA 94931
Contatar: Phyllis Schubert, RN, DNSc, MA
707-795-1063
Rose Murray
Regulamento Escrito: Sim
Procedimentos Escritos: Sim
Ensinado Aqui: Sim

The New Radiance Holistic Health Nursing Practice
PO Box 5142
San Mateo CA 94402
Contatar: Chow Chow Imamoto, RN, MsD
415-341-1955
Regulamento Escrito: Não
Procedimentos Escritos: Não
Ensinado Aqui: Sim

Denver General Hospital
777 Bannock Street
Denver CO 80204

Contatar: Marty Potter, Staff Development
303-839-5832
Regulamento Escrito: Sim
Procedimentos Escritos: Sim
Ensinado Aqui: Sim

Swedish Medical Center
501 East Hampden
Englewood CO 80110
Contatar: Collleen Whalen, VP Clinical Services
303-788-5000
Regulamento Escrito: Não
Procedimentos Escritos: Não

Bristol Hospital
Brewster Road
Bristol CT 06010
Contatar: Anne Minor, RN, TT Consultant
203-589-9984
Regina McNamara, VP, Patiente Services
203-583-3041
Regulamento Escrito: Sim
Procedimentos Escritos: Sim
Ensinado Aqui: Sim

Griffin Hospital
Deptº: Pastoral Care/Spirituality
Division Street
Derby CT 06418
Contatar: Virginia Sheehan
413-734-8843
Regulamento Escrito: Não
Procedimentos Escritos: Não
Ensinado Aqui: Sim

Lawrence Memorial Hospital
Deptº: OB

APÊNDICE B

365 Montauk Avenue
New London CT 06320
Contatar: Juanita Durham
203-444-5103
203-447-1111
Regulamento Escrito: Não
Procedimentos Escritos: Não (futuramente)

New Horizons Village
Dept°: Health Services
37 Bliss Road
Unionville CT 06085
Contatar: Marie Menut, Health Care
Associate
203-673-8893
Regulamento Escrito: Não
Procedimentos Escritos: Não
Ensinado Aqui: Não

St. Vincent's Medical Center
Dept°: DePaul Outpatient Psych Clinic
2800 Main Street
Bridgeport CT 06606
Contatar: Barbara Krzyzer
203-576-5357
203-924-1758 H
Regulamento Escrito: Não
Procedimentos Escritos: Não

Chrysalis Natural Medicine Center
1008 Miltown Road
Wilmington DE 19808
Contatar: Carolyn Murdic, Educational
Coordinator
302-368-4340
Regulamento Escrito: Duas vezes por
ano
Procedimentos Escritos: Não

Bayfront Medical Center Community
Resource Center
100 Second Avenue N Suite 100

St. Petersburg FL 33701
Contatar: Shirley Spear-Begley
813-367-3063
Regulamento Escrito: Não
Procedimentos Escritos: Não
Ensinado Aqui: De 2 em 2 meses, com
2 dias de duração

Intro at Morton Plant Hospital, Training at Hospice of Florida Suncoast
Dept°: Main Surgery
323 Jeffords Street
Clearwater FL 34617
Contatar: Karen Murphy, Cardiac Clinician
813-462-7010
Regulamento Escrito: Em andamento
Procedimentos Escritos: Em andamento
Ensinado Aqui: Em breve

Mercy Hospital
Dept°: Infection Control
3663 S. Miami Avenue
Miami FL 33133
Contatar: Barbara Terry
305-285-2706
Regulamento Escrito: Sim
Procedimentos Escritos: Sim
Ensinado Aqui: Sim

St. Anthony's Hospital
1200 7th Avenue North, PO Box 12588
St. Petersburg FL 33733
Contatar: Shirley Spear-Begley
813-367-3063
Regulamento Escrito: Não
Procedimentos Escritos: Não
Ensinado Aqui: A cada 2 meses, com
2 dias de duração

Boise State University
Dept°: Nursing

1910 University Drive
Boise ID 83725-1840
Contatar: Hilary Straub, Associate Professor
208-385-3782
Regulamento Escrito: Não
Procedimentos Escritos: Não
Ensinado Aqui: Sim

St. Francis Regional Medical Center
Deptº: Surgical Intensive Care
929 N. St. Francis
Wichita KS
Contatar: Barbara Denison, RN, BSN, Staff RN
316-283-9146
Regulamento Escrito: Não
Procedimentos Escritos: Não
Epsinado Aqui: Sim

Murray-Calloway County Hospital
Deptº: Staff Development
803 Poplar Street
Murray KY 42071
Contatar: Kathy Culbert, RN, MSN, CS
502-762-1360
502-489-2284 H
Regulamento Escrito: Não
Procedimentos Escritos: Não
Ensinado Aqui: Sim

Ochsner Medical Foundation Hospital
1516 Jefferson Highway
New Orleans LA 70121
Contatar: Regina Phelps, MN, RN, Nursing Ed & Research
504-842-1891
Regulamento Escrito: Sim
Procedimentos Escritos: Sim

Ensinado Aqui: Sim

Our Lady of Lourdes Regional Medical Center
611 St. Landry Street
Lafayette LA 70506
Contatar: Darlene Lovas, RN, BSN, Nursing Continuing Ed Specialist
318-289-2126
Regulamento Escrito: Iminente
Procedimentos Escritos: Iminente
Ensinado Aqui: Sim

Brigham's Women's Hospital
Deptº: NICU, Nursing
75 Francis Street
Boston MA 02115
Contatar: Steffanie Mulloney
508-470-1345
617-732-5420
Regulamento Escrito: Não
Procedimentos Escritos: Não

Heywood Hospital
Deptº: Patient Care-Psychiatric Services Mental Health Unit
242 Green Street
Gardner MA 01440
Contatar: William Griffin, Director, Psychiatric Services
508-630-6378
Regulamento Escrito: Em andamento
Procedimentos Escritos: Em andamento
Ensinado Aqui: Sim

Midcoast Hospital
Deptº: Nursing
58 Baribeau Drive
Brunswick ME 04011

APÊNDICE B

Contatar: Karen Taber, Clinical Nurse Specialist
207-729-0181 ext 427
207-353-4875
Regulamento Escrito: Sim
Procedimentos Escritos: Sim
Ensinado Aqui: Sim

Craven Regional Medical Center
Deptº: CVSICU
2000 Newse Blvd.
Atlantic Beach NC
Contatar: Patti O'Rourke, Charge Nurse
919-633-8684
Regulamento Escrito: Não
Procedimentos Escritos: Não
Ensinado Aqui: Sim

Elliot Hospital
Deptº: Pain Management
1 Elliot Way
Manchester NH 03103
Contatar: Lorry Roy, Pain Clinic Manager
603-628-4486
Regulamento Escrito: Não
Procedimentos Escritos: Não
Ensinado Aqui: Sim

Odyssey House
Deptº: Clinical
30 Winnacunnett Road
Hampton NH 03824
Contatar: Linda A. Firth, RN
603-926-6702
508-462-1329
Regulamento Escrito: Não
Procedimentos Escritos: Não
Ensinado Aqui: Sim

PMS/ACT Women's Health Choices
Deptº: Private Office

722 Route 3A
Bow NH 03106
Contatar: Nyla Hiltz, RN, Owner
603-228-5650
Regulamento Escrito: Não
Procedimentos Escritos: Não
Ensinado Aqui: Sim

Southern New Hampshire Regional Medical Center
Deptº: Nursing & Patient Care Services, Med/Surg, ICU, NICU, Administration
PO Box 2014
Nashua NH 03060
Contatar: Deborah Sampson
603-673-2258 H
Regulamento Escrito: Sim
Procedimentos Escritos: Sim

Christ Hospital
Deptº: Home Health & Hospice
176 Palisade Avenue
Jersey City NJ 07306
Contatar: Shelli Greenfield
201-762-1834

Classic Center for Health and Healing
25 Orchard Street Suite 101
Denville NJ 07834
Contatar: Zoe Elva Putman, Director, MA, CMT
201-627-4833
Ensinado Aqui: Sim

Hospice Program of Hackensack Medical Center
Deptº: Hospice
385 Prospect Avenue
Hackensack NJ 07010
Contatar: Linda Gurick, RN, Hospice

Director
201-342-7766
Mary Ann Collin, Director
Regulamento Escrito: Sim
Procedimentos Escritos: Sim

A & A Chiropractic
73-12 35 Avenue
Jackson Heights NY 11372-1738
Contatar: Jonathan Lobl, Reflexologist
718-458-0616
Regulamento Escrito: Não
Procedimentos Escritos: Não
Ensinado Aqui: Não

Albany Medical Center Hospital
Deptº: Nursing Education
New Scotland Avenue
Albany NY
Contatar: Connie Ogden, CRRN
212-271-6305
Regulamento Escrito: Não
Procedimentos Escritos: Não
Ensinado Aqui: Sim

Beth Israel Medical Center, NY
Deptº: Nursing Education & Research, Nursing Administration
16th Street and 1st Avenue
New York NY 10003
Contatar: Carolyn Drennan, RN, Supervisor
212-387-3923
Regulamento Escrito: Não
Procedimentos Escritos: Não
Ensinado Aqui: Sim

Columbia Presbyterian Medical Center
Deptº: Nursing Education, and the Rosenthal Center of Complementary Medicine

711 Fort Washington
New York NY 10032
Contatar: Mary Kreider, MSN, TT Workshop Coordinator
212-305-6635
Regulamento Escrito: Não
Procedimentos Escritos: Não
Ensinado Aqui: Sim

Community Nursing Organization
Deptº: Visiting Nurse Service of New York
34-05 Steinway Street
Long Island City NY
Contatar: Claire Durkin, Nurse Consultant
718-472-4848
718-347-7621
Regulamento Escrito: Iminente
Procedimentos Escritos: Iminente
Ensinado Aqui: Sim

MSKCC
Deptº: Nursing Education
1275 York Avenue
New York NY 11209
Contatar: Jo Rizzo, Clinical Instructor
212-639-7900 beeper #4168
Regulamento Escrito: Não
Procedimentos Escritos: Não
Ensinado Aqui: Sim

Parker Jewish Geriatric Institute
Deptº: LTHHCP
5 Dakota Drive Suite 105
Lake Success NY 11042
Contatar: Linda Hill
718-289-2700
718-289-2714
Regulamento Escrito: Não
Procedimentos Escritos: Não
Ensinado Aqui: Sim

APÊNDICE B

Roswell Park Cancer Institute
Deptº: Volunteer
Carlton and Elm Street
Buffalo NY 14263
Contatar: Karen Vassh, RN
716-837-0129
Regulamento Escrito: Ainda não
Procedimentos Escritos: Ainda não
Ensinado Aqui: Não

St. Mary's Hospital
Deptº: Wellness Institute
427 Guy Park Avenue
Amsterdam NY 12010
Contatar: Sr. Rita Jean Dubrey, Director of Wellness Institute
518-842-1900
Regulamento Escrito: Sim
Procedimentos Escritos: Sim
Ensinado Aqui: Sim

SUNY at Stony Brook
Deptº: Family Health
Stony Brook NY 11794
Contatar: Patricia Long, PhD, RN
Regulamento Escrito: Não
Procedimentos Escritos: Não
Ensinado Aqui: Sim

University Medical Center Stony Brook
Deptº: throughout hospital/most services, Department of Psychiatry
University Medical Center
Stony Brook NY 11794
Contatar: Carol Fairchild
516-444-1010
516-467-1392 H
Regulamento Escrito: Não
Procedimentos Escritos: Não

Visiting Nurse Service Home Care
Deptº: Maternal Child Health
1250 Broadway 2nd Floor
New York NY 10117
Contatar: Deirdra Kearney
212-889-8819
Regulamento Escrito: Não
Procedimentos Escritos: Não

Visiting Nurse Service Home Care in Manhattan
Deptº: Education
1250 Broadway
New York NY 10117
Contatar: Michelle Palamountain
Regulamento Escrito: Não
Procedimentos Escritos: Não
Ensinado Aqui: Sim

Visiting Nurse Service of New York
Deptº: Hospice Care Program
1250 Broadway
New York NY 10001
Contatar: Martha Fortune, Staff Nurse
212-290-3888
Contatar: Martha Fortune, Staff Nurse
212-290-3888
Regulamento Escrito: Não
Procedimentos Escritos: Não, mas planejados
Ensinado Aqui: Sim

Winthrop-University Hospital
Deptº: Nursing
259 First Street
Contatar: Martha Baron, CNS
516-663-2780
Regulamento Escrito: Sim
Procedimentos Escritos: Sim
Ensinado Aqui: Sim

Mercy Hospital Anderson
Dept²: Holistic Health & Wellness Center
7500 State Road
Cincinnati OH 45255
Contatar: Anita Schambach, RN, Wellness Center
513-624-3232
Regulamento Escrito: Sim
Procedimentos Escritos: Sim
Ensinado Aqui: Sim

Metro Health Medical Center
Dept²: Oncology
3395 Scranton Road
Cleveland OH 44109
Contatar: Toni Kline
216-741-7988
Regulamento Escrito: Não
Procedimentos Escritos: Não

Riverside Methodist Hospital
Dept²: Nursing
3535 Olentangy River Road
Columbus OH 43214
Contatar: Marjorie Anderson, Clinical Nurse Specialist
614-566-5438
Regulamento Escrito: Sim
Procedimentos Escritos: Sim
Ensinado Aqui: Sim

Southwest General Health Center
Dept²: Complementary Care Services
17951 Jefferson Park
Middleburg OH 44130
Contatar: Marianne Montana, Director
216-816-6811
Regulamento Escrito: Ainda não
Procedimentos Escritos: Ainda não

Ensinado Aqui: Sim

Ashland Community Health Center
246 4th Street
Ashland OR 97520
Contatar: Kelli LaFleur, RN, FNP
503-482-9741
503-482-4622 H
Regulamento Escrito: Sim
Procedimentos Escritos: Sim

Multnomah County Health Department
Dept²: in the field
7944 SE 62nd Street
Portland OR 97206
Contatar: Barbara Moore
503-774-5950
Regulamento Escrito: Não
Procedimentos Escritos: Não

Southern Oregon State College
Dept²: Student Health Center
1250 Siskiyou
Ashland OR 97520
Contatar: Susan Beardsley-Einhorn
503-488-5839
Regulamento Escrito: Sim
Procedimentos Escritos: Sim

Center for Human Integration
8400 Pine Road
Philadelphia PA 19111
Contatar: Sheila McGinnis, Sr., Associate Director
215-742-8077
Regulamento Escrito: Não
Procedimentos Escritos: Não
Ensinado Aqui: Sim

APÊNDICE B

Shadyside Hospital
Dept°: Multidisciplinary Pain Program
5230 Centre Avenue
Pittsburgh PA 15232
Contatar: Janet Ziegler
412-623-1201
Procedimentos Escritos: Não

Choices for Healing
Dept°: private practice
2934 Vaulx Lane
Nashville TN 37204
Contatar: Bonnie Johnson, Nurse Healer, Owner
Regulamento Escrito: Não
Procedimentos Escritos: Não
Ensinado Aqui: Sim

Eastern State Hospital
4601 Ironbound Road
Williamsburg VA 23187
Contatar: James Parham, Jr., RN, MA, Director of Staff Development
Regulamento Escrito: Não
Procedimentos Escritos: Não
Ensinado Aqui: Sim

Mt. Ascutney Hospital
Dept°: Rehab
RR 1 Box 6 County Road
Windsor VT 05089
Contatar: Carolyn Petell
802-674-4711 ext 292
Barbara Bruno
802-674-6711 ext 212
Regulamento Escrito: Não
Procedimentos Escritos: Não

Rutland Regional Medical Center
Dept°: Oncology & throughout the

hospital 160 Allen Street
Rutland VT 05701
Contatar: Kit Morvan, Oncology Clinical Specialist
802-747-1693
Regulamento Escrito: Não
Procedimentos Escritos: Não
Ensinado Aqui: Sim

Southwestern Vermont Medical Center
Dept°: Psychiatric Services
100 Hospital Drive East
Bennington VT 05201
Contatar: Mimi Francis
802-447-5176
Ana Rosales
Regulamento Escrito: Não
Procedimentos Escritos: Sim

Windham Center for Psychiatric Care
Dept°: Psych-Mental Health
18 Old Terrace Court
Bellows Falls VT 05101
Contatar: Stacey DeLuca
802-463-1346
802-824-6615 H
Regulamento Escrito: Não
Procedimentos Escritos: Não

Community Homewell Home Health
Dept°: Nursing
1971 State Route 20
Sedro Wooley WA 98284
Contatar: Rose Ann Dolan
206-376-6120
Regulamento Escrito: Em andamento

Masonic Retirement Center
Dept°: Nursing home, retirement for

well elderly, frail elderly, health center
23660 Marine View Drive South
Des Moines WA 98198
Contatar: Betty Green, ARNP
206-878-8980
Stacy Mesalos, Administrator
Regulamento Escrito: Sim
Procedimentos Escritos: Sim

Swedish Medical Center
Deptº: Family Medicine
1101 Madison Suite 200
Seattle WA 98104
Contatar: Kathi Kemper, MD
206-386-6228
Regulamento Escrito: Não
Procedimentos Escritos: Não

Virginia Mason Hospital and Clinic
Deptº: Rehab Unit, Oncology
1100 9th, PO Box 900 c/o HNR9RHU
Seattle WA 98111
Contatar: Sandra Revesz
206-624-1144 ext 4165
206-365-1127 H
Procedimentos Escritos: Sim

University of Wisconsin Milwaukee, Silver Spring
Deptº: Community Nursing Center
5460 North 64th Street
Milwaukee WI 53218
Contatar: Bev Zabler, RN, RNP
414-463-7950
414-534-4621
Ensinado Aqui: Sim

Foothills Hospital
Deptº: Out-patient & some in-patient

taught to students of nursing
1403 29th Street NW
Calgary AB T2N 2T9
CANADA
Contatar: Linda Terra
403-238-3734
Marney Armitage
403-242-3549
Regulamento Escrito: Não
Procedimentos Escritos: Não

Mayfair Nursing Home
Deptº: Nursing Home
8240 Collicut Street SW
Calgary AB T2V 2X1
CANADA
Contatar: Linda Terra
403-238-3734
Marney Armitage
403-242-3549
Regulamento Escrito: Não
Procedimentos Escritos: Não

Rockyview Hospital
Deptº: Out-patient & some in-patient taught to students of nursing
707 14th Street SW
Calgary AB T2V 1P9
CANADA
Contatar: Marney Armitage
403-242-3549
Regulamento Escrito: Não
Procedimentos Escritos: Não
Ensinado Aqui: Sim

Royal Alexander Hospital
Deptº: Emergency Room
10240 Kingsway Avenue
Edmonton AB P5H 3V9

APÊNDICE B

CANADA
Contatar: Maureen Dundin
403-476-8860
Regulamento Escrito: Não
Procedimentos Escritos: Não

Tom Baker Cancer Centre
Depto: Out-patient & some in-patient
taught to students of nursing
1331 29th Street NW
Calgary AB T2N 4N2
CANADA
Contatar: Marney Armitage
403-242-3549
Regulamento Escrito: Não
Procedimentos Escritos: Não

Calgary General Hospital, Bow Valley
Centre
841 Centre Avenue East
Calgary AB T2E 0A1
CANADA
Contatar: Linda Terra
403-238-3734
Diana Law, Director of Nursing
Regulamento Escrito: Sim
Procedimentos Escritos: Sim
Ensinado Aqui: Sim

B.C. Cancer Agency, Vancouver Clinic
Depto: Patient & Family Counseling
600 West 10th Avenue
Vancouver BC V5Z 4E6
CANADA
Contatar: Sarah Sample
604-877-6000 ext 2194
Lis Smith, Clinical Hypnotherapist
604-877-6000 ext 2188
Regulamento Escrito: Em andamento
Procedimentos Escritos: Em anda-
mento

B.C. Cancer Agency, Vancouver Island
Depto: Patient & Family Counseling
1900 Fort Street
Victoria BC V8R 1J8
CANADA
Contatar: Michael Boyle
604-595-9230
Regulamento Escrito: Sim
Procedimentos Escritos: Não

Capital Region District Health Clinic
Office
Depto: Community Health
1947 Cook Street
Victoria BC V8T 3P8
Contatar: Kathy Gilchrist
604-595-3284
Victoria General Hospital (GFHS),
Labor and Delivery
Nora Walker
604-388-4562
35 Helmicken Road
Victoria BC V8Z 6R5 CANADA
Regulamento Escrito: Não
Procedimentos Escritos: Não

Fraser Burrard Hospital Society, Royal
Columbian Site
Depto: Nursing, Staffing
530 Columbia Street
New Westminster BC V3L 3W7
CANADA
Contatar: Joanne Carol Nielson
604-943-2816
Regulamento Escrito: Sim
Procedimentos Escritos: Sim

Lady Minto Hospital
Depto: Extended Care
Box 307

Ganges BC V0S 1E0
CANADA
Contatar: Carol Spencer
604-537-5545
Regulamento Escrito: Em andamento
Procedimentos Escritos: Em andamento

Langley Mental Health Centre
Dept⁰: Child & Youth Services
2300 Fraser Highway Suite 305
Langley BC Z3A 4E6
CANADA
Contatar: Anna Fritz
604-532-3500
604-737-1098
Regulamento Escrito: Não
Procedimentos Escritos: Não

St. Paul's Hospital
Dept⁰: Nursing, Room 404 Burrand
1081 Burrand Street
Vancouver BC V6Z 1Y6
CANADA
Contatar: Mark Turris, RN
604-986-2732
Theresa Thompson, CNS
604-682-2344
Regulamento Escrito: Sim
Procedimentos Escritos: Sim

Tofino General Hospital
Dept⁰: General Care
Tofino BC V0R 2Z0
CANADA
Contatar: Priscilla Lockwood
604-725-3303
Regulamento Escrito: Não
Procedimentos Escritos: Não

UAN Public Health Department
Dept⁰: Home Care
1060 West 8th Avenue
Vancouver BC V6H 1C4
CANADA
Contatar: Lynette Morrison
604-261-6366
Regulamento Escrito: Sim
Ensinado Aqui: Não

Victoria General Hospital
Dept⁰: throughout hospital
2819 Inlet Avenue
Victoria BC V9A 2M6
CANADA
Contatar: Jeannette Meryfield
604-383-5517
Regulamento Escrito: Em andamento
Procedimentos Escritos: Em andamento

University of New Brunswick
Dept⁰: Extensions & Continuing
   Education: Faculty of Nursing
PO Box 4400
Fredericton NB E3B 5A3
CANADA
Contatar: Barbara Cull-Wilby, Professor
506-453-4642
L. Ouellette, Professor
Regulamento Escrito: Não
Procedimentos Escritos: Não

Etobicoke General Hospital
Dept⁰: ICU PACU
101 Humber College Boulevard
Etobicoke ON
CANADA
Contatar: Mary Bant, RN

Apêndice B

416-747-3313
Lidia Tucker, RN
416-747-3558
Ensinado Aqui: Não

Guelph Wellington Duff (VON)
Community Nursing
Deptº: Nursing
RR 4
Orangeville ON L9W 2Z1
CANADA
Contatar: Jane Richmond
519-941-3100
Regulamento Escrito: Sim
Procedimentos Escritos: Sim

Pembroke Civic Hospital
425 Cecelia Street
Pembroke ON K8A 1S7
CANADA
Contatar: Sheila Watt, RN
613-735-4706
Regulamento Escrito: Sim
Procedimentos Escritos: Sim

St. Joseph's Health Center
30 The Queen's Way
Toronto ON M6R 1B5
CANADA
Contatar: Margaret Blastorah, Clinical Nursing Coordinator
416-534-9531
Regulamento Escrito: Sim
Procedimentos Escritos: Sim
Ensinado Aqui: Sim

Toronto East General Hospital and Orthopedic Hospital
Deptº: Nursing
825 Coxwell Avenue

Toronto ON M4C 3E7
CANADA
Contatar: Shirley Dalglish, RN, Coordinator Palliative Care
416-469-6431
43 Pitcairn Crescent
Toronto ON M4A 1P5
CANADA
Regulamento Escrito: Sim
Procedimentos Escritos: Sim
Ensinado Aqui: Sim

Victoria Hospital Corporation
Deptº: ICU
375 South Street
London ON N6A 4G5
CANADA
Contatar: Myra Apostle-Mitchell
519-453-7041
519-473-1165
Regulamento Escrito: Em andamento
Procedimentos Escritos: Em andamento

Victoria Order of Nurses, Peel Branch
Deptº: VON Community Nursing
1760 Argentia Street Unit 3
Mississauga ON L5N 3A9
CANADÁ
Contatar: Nancy Hall
905-793-5476
Regulamento Escrito: Em andamento
Procedimentos Escritos: Em andamento

Victorian Order of Nurses (VON)
Simcoe County Branch
Deptº: Alzheimer Respite Program
54 Cedar Pointe Drive Unit 1207
Barrie ON L4N 5R7

CANADA
Contatar: Evy Cugelman
705-737-4990
Regulamento Escrito: Sim
Procedimentos Escritos: Sim

Cope Foundation
Deptº: Physical Therapy, Nursing Units,
   Special School
Bonnington, Montenotte, Cork
IRELAND
Contatar: Leonie Smith
353-021-871559
Regulamento Escrito: Não
Procedimentos Escritos: Não

Nursing Midwifery and Health
   Deparment:
Christchurch Polytechnic

PO Box 22-095
Christchurch
NEW ZEALAND
Contatar: Jean Beynon, Education
033-798150
Ensinado Aqui: A ser integrado

Holy Family Hospital
Deptº: Primary Health Care
PO Box 21
Berekum BA Ghana
WEST AFRICA
Contatar: Sr. Margaret Moran, PHC
Fieldworker
215-742-6100
Regulamento Escrito: Não
Procedimentos Escritos: Não
Ensinado Aqui: Em breve

Apêndice C

Escolas Onde o Toque Terapêutico é Ensinado

Compilado por: Nurse Healers-Professional Associates, Inc. Cooperative
(Relacionados em ordem alfabética, por Estado)

University of Alabama at Birmingham, UAV Station
Deptº: School of Nursing
1701 University Blvd. Room GO10
Birmingham AL 35294
Contatar: Ann Clark, Doctor
205-934-6639
Ensinado como Parte do Currículo?
Optativo para o curso de graduação
Freqüência do Ensino: Semanalmente, por 3 horas

Arizona State University
Deptº: College of Nursing
Tempe AZ 85287-2602
Contatar: Katherine Matas, RN, PhD
602-965-4918
Ensinado como Parte do Currículo?
Educação Contínua
Freqüência do Ensino: 2 vezes por ano

California State University at Long Beach
Deptº: Nursing
1350 Bellflower Blvd.
Long Beach CA 90840
Contatar: Nancy Oliver, RN, PhD
Ensinado como Parte do Currículo?
Estudo de graduação independente
Freqüência do Ensino: Todo semestre — primavera/outono

Chaffey College
Deptº: Physical Education/Wellness Division
5885 Haven Avenue
Rancho CA 91701-0430
Contatar: Marilyn Shaw, Professor
909-941-2324
Ensinado como Parte do Currículo?
Optativo
Freqüência do Ensino: 1 vez por ano

College of the Redwoods
Deptº: Nursing
Tompkins Hill Road
Eureka CA 95503
Contatar: Janne Gibbs
707-445-6873
707-443-2697
Ensinado como Parte do Currículo?
Sim
Freqüência do Ensino: Integrado à clínica

Frontiers in Nursing Education
435 Rose Avenue
Mill Valley CA 94941
Contatar: Sharon Kane, RN
415-383-5076
Freqüência do Ensino: 2-4 vezes por ano

Hospice Services of Lake County
PO Box 1430
Clearlake CA 95422-130
Contatar: Kathy Fielding, Director of Professional Services
707-994-8820

Sacramento City College
Deptº: Associate Degree Nursing, Continuing Education
3835 Freeport Blvd.
Sacramento CA 95822-1386
Contatar: Rae Wood, Nursing Instructor
916-449-7271
Marie Jenkins, Nursing Instructor
916-687-6923
Ensinado como Parte do Currículo? Não
Freqüência do Ensino: 3 vezes por ano

San Francisco State University
Deptº: Institute for Holistic Studies
1600 Holloway Avenue
San Francisco CA 94132
Contatar: Erik Peper
415-338-1210
Ensinado como Parte do Currículo? Opcional — parte da educação contínua
Freqüência do Ensino: 1 vez por ano

Metropolitan State College of Denver
Deptº: NUR and HCN Campus Box 33
PO Box 173 362
Denver CO 80217-3362
Contatar: DC Kathleen McGuire Mahony, Chair
303-556-3130
Ensinado como Parte do Currículo? Sim
Freqüência do Ensino: 1 vez

Red Rocks Community College
Deptº: Nursing Continuing Education
3300 West 6th Avenue, Box 27
Lakewood CO 80401-5398
Contatar: Carol Baden, Deptº. Chair, Health Occupations
303-988-6160
Freqüência do Ensino: 2 vezes por semestre em 3 semestres

University of Colorado
Deptº: School of Nursing
4200 East 9th Avenue Campus Box C288
Denver CO 80262
Contatar: Janet Quinn
303-270-5592
303-449-5790 H
Ensinado como Parte do Currículo? Opcional
Freqüência do Ensino: 1 vez por ano

Howard University College of Nursing
Deptº: Nursing
Bryant Street
Washington DC
Contatar: Shirley Robinson, Assistant Professor

APÊNDICE C

202-806-3753
Freqüência do Ensino: Todos os semestres

Georgetown University
Dept°: School of Nursing
3700 Reservoir Road NW
Washington DC 20007
Contatar: Judith Baigis-Smith, Associate Dean
301-365-1906 H
Irene Morelli
202-687-5127
Ensinado como Parte do Currículo?
Integrado aos cursos de enfermagem
Freqüência do Ensino: Primavera

Educating Hands School of Massage Therapy
261 West 8th Street
Miami FL 33130
Contatar: Karen Fransbergen
1-800-999-6991
Ensinado como Parte do Currículo?
Não
Freqüência do Ensino: Esporadicamente

Santa Fe Community College
Dept°: Associate of Science in Nursing
3000 NW 83rd Street
Gainesville FL 32606
Contatar: Pat Simmons
904-395-5750
Ensinado como Parte do Currículo?
Sim
Freqüência do Ensino: Todas as aulas

St. Petersburg Junior College
Dept°: Nursing Health Education
7200 66th Street
N. Pinellas Park FL 33709
Contatar: Jody Parks, Dean of College of Nursing
813-341-3618
Shirley Spear-Begley
813-367-3063
Ensinado como Parte do Currículo?
Não
Freqüência do Ensino: Esporadicamente

The Humanities Center (School of Massage)
4045 Park Blvd.
Pinellas Park FL 34665
Contatar: Sherry Fears, Director of Education
813-541-5200
Ensinado como Parte do Currículo?
Não
Freqüência do Ensino: 2-3 vezes por ano

University of Central Florida
Dept°: Nursing
1519 Clearlake Road
Cocoa FL 32922
Contatar: Patricia Stanley, Instructor
407-632-1111 ext. 65571
Ensinado como Parte do Currículo?
Não
Freqüência do Ensino: 2-3 vezes por ano

University of South Florida
Dept°: College of Nursing
12901 Bruce B. Downs Blvd. Box 22

Tampa FL 33612-4799
Contatar: Joyce Larson
813-974-9119
Shirley Spear-Begley
813-367-3063
Ensino como Parte do Currículo? Não
Freqüência do Ensino: 1 vez por semestre

University of Hawaii at Manoa
Deptº: College of Continuing Education & Community Service
2530 Dole Street
Honolulu HI 96822
Contatar: Carol Trockman
808-528-1157
Ensinado como Parte do Currículo? Não
Freqüência do Ensino: 1 vez por semestre

The Alverno Health Care Facility
Deptº: Nursing
849 13th Avenue North
Clinton IA 52732
Contatar: Phyllis Doe, DON
319-242-1521
Ensinado como Parte do Currículo? Deverá ser parte da orientação

Idaho State University
Deptº: Nursing
Box 8101
Pocatello ID 83209
Contatar: Grace Jacobson, Assistant Professor
208-236-2437
Ensinado como Parte do Currículo? Sim
Freqüência do Ensino: 1 semestre

Lewis-Clark State College
Deptº: Nursing
500 8th Avenue
Lewiston ID 83501
Contatar: Susie Bunt, Associate Professor
208-734-2443
Ensinado como Parte do Currículo? Não, como uma opção
Freqüência do Ensino: A cada 2 anos ou por solicitação

College of Dupage
Deptº: Nursing
22nd and Lambert Road
Glen Ellyn IL 60137
Contatar: Mary Gayle Floden, Professor of Nursing
708-858-2800 ext. 2536
Ensinado como Parte do Currículo? Sim, em enfermagem
Freqüência do Ensino: A cada trimestre

St. Xavier University
Deptº: School of Nursing
3700 West 103rd Street
Chicago IL 60655
Contatar: Joan M. Hau, Assistant Dean, Graduate Nursing
312-298-3708
Ensinado como Parte do Currículo? Apenas informalmente
Freqüência do Ensino: Variável

Indiana University/Kokomo
Deptº: Nursing
2300 S. Washington
Kokomo IN 46904
Contatar: Judy Lausch

APÊNDICE C

317-455-9264
Ensinado como Parte do Currículo?
  Apenas opcional
Freqüência do Ensino: A cada
  semestre

Valparaiso University
Depto: School of Nursing
Valparaiso IN 46383
Contatar: Barbara Starke, Adjunct
  Assistant
616-849-1239
Ensinado como Parte do Currículo?
  Optativo
Freqüência do Ensino: 1 semestre

Cloud Conty Community Hospital
Depto: Nursing
PO Box 507
Beloit KS 67420
Contatar: Gayle Sewell
913-738-2259
913-738-5045 H

School of Nursing Wichita State
  University
Depto: School of Nursing
Box 41 Ahlberg Hall
Wichita KS 67208
Contatar: Diana Guthrie, Professor
316-261-2631
Ensinado como Parte do Currículo?
  Outono de 95
Freqüência do Ensino: Novas Classes

Wesley Medical Center
Depto: Education
550 North Hillside
Wichita KS 67214
Contatar: Bee Vrzak
Ensinado como Parte do Currículo?
  Não

Freqüência do Ensino: 1-2 vezes por
ano

Murray State University
Depto: Nursing
PO Box 9
Murray KY 42071
Contatar: Nancey France, Director
502-762-2193
Ensinado como Parte do Currículo?
  Opcional
Freqüência do Ensino: Anual

Total Health, Inc. — Associates in
  Holistic Nursing
Depto: Continuing Education
650 Teddy Street
Slidell LA 70458
Contatar: Mary Frost, CE Instructor
504-893-3890
504-641-2418
Julie Nelson, CE Instructor
504-641-2418
Freqüência do Ensino: Várias vezes
ao ano

Simmons College School for Health
  Studies
Depto: Graduate Nursing
300 The Fenway
Boston MA 02215-5898
Contatar: Carol Wells-Federman, RN
617-632-7374
Steffanie Mulloney
508-470-1345
Ensinado como Parte do Currículo?
  Sim
Freqüência do Ensino: Anualmente

University of Massachusetts/Amherst
Depto: School of Nursing

325 Arnold House, University of
Massachusetts
Amherst MA 01003
Contatar: Mary Ann Bright, RN, LS,
EdD
413-545-1344
413-253-5855
Ensinado como Parte do Currículo?
Opcional
Freqüência do Ensino: Esporadica-
mente

UMAB School of Nursing
Deptº: Acute & Long Term Care
622 St. Lombard Street
Balto Md 21201
Contatar: Margaret McEntee, RN, PhD
410-706-3847
Ensinado como Parte do Currículo? Sim
Freqüência do Ensino: Nos trimestres
de primavera e verão

University of Southern Maine
Deptº: School of Nursing
96 Falmouth Street
Portland ME 04103
Contatar: Dorothy Woods Smith, PhD,
RN, Associate Professor
207-780-4797
Jane Comman, Assistant Professor
207-780-4404
Ensinado como Parte do Currículo?
Opcional
Freqüência do Ensino: 2 vezes por
ano

Delta College
Deptº: Adult/Community Education
University Center
Saginaw MI 48710

Contatar: Mary Ann Jordan
517-792-9380 H
Ensinado como Parte do Currículo? Não
Freqüência do Ensino: Mensal

Holistic Health Center
29200 Vassar #140
Livonia MI 48152
Contatar: Kathy Sinnett, Director
810-471-7010
Ensinado como Parte do Currículo?
Não
Freqüência do Ensino: Todo mês

Michigan State University
Deptº: College of Nursing
A230 Life Sciences
East Lansing MI 48912
Contatar: Sharon Dimmer, Professor
517-484-5215
Gwen Wyatt, Associate Professor
517-353-6672
Ensinado como Parte do Currículo?
Opcional
Freqüência do Ensino: Semestre de
outono 491, semestre de
primavera 591

University of Minnesota
Deptº: School of Nursing
6401 HSUF 308 Harvard SE
Minneapolis MN 55455
Contatar: Ellen Egan, Associate Pro-
gram
612-624-1141
Ensinado como Parte do Currículo?
Opcional
Freqüência do Ensino: 1 dia por se-
mana, a cada 2 anos

St. Joseph Hospital
Deptº: Taught by TT networkers group

APÊNDICE C

231

with permission of hospital
Kinsley Street
Nashua NH 03060
Contatar: Norma Barnett, RN
603-673-5997
Freqüência do Ensino: 3 vezes por ano

Jersey City State College
Deptº: Nursing
2039 Kennedy Blvd.
Jersey City NJ 07305
Contatar: Barbara Collett, Professor
201-200-3264
Ensinado como Parte do Currículo?
Sim, como disciplina optativa em enfermagem
Freqüência do Ensino: A cada semestre

Ocean County College
Deptº: The Center for Nursing and Allied Health Continuing Education
Colley Drive PO Box 2001
Ioms River NJ 08754-2001
Contatar: Carol Gurdjian, RN, BSN
908-255-0404
Freqüência do Ensino: 1 vez por ano

Our Lady of Lourdes Wellness Center
900 Haddon Avenue
Collingswood NJ 08108
Contatar: Sheila McGinnis
215-742-8077
Freqüência do Ensino: 1 vez por ano

Salem Community College
Deptº: Nursing
560 Hollywood Avenue
Carney's Point NJ 08069
Contatar: Louise Murphy, Director of

Nursing
609-351-2648
Ensinado como Parte do Currículo?
Fundamentos de enfermagem
Freqüência do Ensino: Integrado a todo currículo

Somerset School Massage Therapy
7 Cedar Grove Lane
Somerset NJ 08873
Contatar: Susen Edwards, Owner, Instructor
908-356-0787
Ensinado como Parte do Currículo?
Não
Freqüência do Ensino: 2-4 vezes por ano

Binghamton University
Deptº: Decker School of Nursing #4
PO Box 6000 Binghamton University
Binghamton NY 13902-6000
Contatar: Jo Straneva, Assistant Professor
607-777-6704
Ensinado como Parte do Currículo?
Sim
Freqüência do Ensino: 3 vezes por ano

College of New Rochelle
Deptº: Graduate Nursing
29 Castle Place
New Rochelle NY 10804
Contatar: Ellen McMahon
914-337-7300 ext. 4991
914-235-2315 H
Ensinado como Parte do Currículo?
Sim

Hunter College/City University of New York

Deptº: Hunter-Bellevue School of Nursing
525 East 25th Street
New York NY 10010
Contatar: Violet Malinski, PhD, RN
212-481-5102
914-779-5850 H
Ensinado como Parte do Currículo? Opcional
Freqüência do Ensino: Aproximadamente a cada 18 meses

Molloy College
Deptº: Continuing Education
1000 Hempstead Avenue
Rockville Centre NY 11570
Contatar: Marion Lowenthal, Coordinator
516-678-5000
Ensinado como Parte do Currículo? Não
Freqüência do Ensino: 1-2 vezes por semestre

Orange County Community College
Deptº: Non-Credit Continued Education
115 South Street
Middletown NY 10940
Contatar: Antoinette Sardella
914-343-0640
Ensinado como Parte do Currículo? Não

Pace University School of Nursing
Deptº: Graduate Nursing
Redford Road
Pleasantville NY 10520
Contatar: Patricia Blagman
914-773-3555

Ensinado como Parte do Currículo? Matéria optativa do curso de graduação
Freqüência do Ensino: Todo semestre de primavera

Capital University School of Nursing & Adult Degree Program
Deptº: ADP/BSN
2199 East Main Street
Columbus OH 43209
Contatar: Kate Dean-Haidet, MSN, RNCS
614-236-6703
Ensinado como Parte do Currículo? Sim
Freqüência do Ensino: 2 vezes por ano

Cleveland State University
Deptº: Continuing Education
East 24th and Euclid Avenue
Cleveland OH 44115
Contatar: Linda Durham
216-295-0673
Toni Kline
216-749-3763
Ensinado como Parte do Currículo? Educação contínua
Freqüência do Ensino: 2 vezes por ano

Franklin University
Deptº: School of Nursing
201 South Grant Avenue
Columbus OH 43215
Contatar: Marjorie Anderson, Clinical Nurse Specialist

APÊNDICE C

614-566-5438
Ensinado como Parte do Currículo?
Sim, curso de tópicos especiais, optativo
Freqüência do Ensino: 1 vez por ano

Hocking College
Deptº: School of Nursing
3301 Hocking Way
Nelsonville OH 45764
Contatar: Suselma Roth, MSN, RN
614-753-3591
Ensinado como Parte do Currículo?
Optativo em promoção da saúde

Kent State University
Deptº: School of Nursing
Henderson Hall
Kent OH 44242
Contatar: Sherron Herdtner, Assistant Professor
216-672-3686
216-673-0594
Ensinado como Parte do Currículo?
Não — educação contínua
Freqüência do Ensino: Anual

Mount Carmel College of Nursing
127 South Davis Avenue
Columbus OH 43222
Contatar: Kathy Lennon
614-263-6557 H
Ensinado como Parte do Currículo?
Sim — seminário optativo de enfermagem
Oregon Health Science University
Deptº: School of Nursing at Southern Oregon State College

1250 Siskiyou
Ashland OR 97520
Contatar: Susan Beardsley-Einhorn
503-488-5839
Ensinado como Parte do Currículo?
Sim — optativo, 2 créditos de graduação
Freqüência do Ensino: 1 vez a cada 2 anos

Center for Human Integration
8400 Pine Road
Philadelphia PA 1911
Contatar: Sheila McGinnis, Sr., Associate Director
215-742-8077
Ensinado como Parte do Currículo?
Não
Freqüência do Ensino: Em 2 partes 1 vez por semestre

University of Rhode Island
Deptº: Nursing/Health Services
White Hall/URI
Kingston RI 02881
Contatar: Denise Cooper, RN
401-792-2766
Ensinado como Parte do Currículo?
Não
Freqüência do Ensino: 1 vez por semestre

UTMB-SON
1100 Mechanic
Graineston TX 77550
Contatar: Machele Clark, Associate Professor
409-772-1237
Marsha Ford

Ensinado como Parte do Currículo?
Sim, como opção
Freqüência do Ensino: 1-2 vezes por ano

College of Health Sciences
PO Box 13186
Roanoke VA 24031
Contatar: Mary Jane Witter, MS, RN
703-985-8483
Ensinado como Parte do Currículo?
Não
Freqüência do Ensino: Esporádica, 3 vezes no passado

H.J. Reilly School of Massotherapy
67th Street and Atlantic Avenue
Virginia Beach VA 23451
Contatar: Elaine Hruska, Instructor
804-428-0446
Ensinado como Parte do Currículo?
Sim
Freqüência do Ensino: 2 vezes por ano (para cada classe de massagem)

Riverside School of Professional Nursing
500 J. Clyde Morris Blvd.
Newport News Va 23601
Contatar: Maryann Ford, Director
804-594-2714
Ensinado como Parte do Currículo?
Sim
Freqüência do Ensino: Desde 95

Virginia School of Massage
Charlottesville VA
Contatar: Sue Ellus Dyer, Administrator

804-293-4031
Freqüência do Ensino: 1-2 vezes por ano

Castleton State College
Deptº: Nursing
Castleton VT
Contatar: Kit Morvan
802-747-1693
Ensinado como Parte do Currículo?
Não
Freqüência do Ensino: 1 vez por semestre

Norwich University
Deptº: School of Nursing
Montpelier VT 05602
Contatar: Kit Morvan
802-747-1693
Ensinado como Parte do Currículo?
Sim
Freqüência do Ensino: 2 vezes por ano

Alexander's School of Natural Therapeutics
4032 Pacific Avenue
Tacoma WA 98408
Contatar: Aleisha Alexander
206-473-1142
206-365-1127 H
Sandy Revesz
Ensinado como Parte do Currículo?
Sim
Freqüência do Ensino: 4 vezes por ano

Highline Community College
Deptº: Nursing
23660 Marine Club Drive South
Des Moines Wa 98198

APÊNDICE C

Contatar: Betty Green
206-878-8980 ext. 8434
Ensinado como Parte do Currículo?
Extra
Freqüência do Ensino: 2 vezes por
ano

Intercollegiate Center for Nursing
Education Washington State University
Depto: Nursing
421 South 28 Avenue
Yakima WA 98902
Contatar: Pat Aarmodt, Faculty & Coordinator
509-575-2130
Ensinado como Parte do Currículo?
Sim
Freqüência do Ensino: A cada
semestre

Virginia Mason Medical Center
Depto: Nursing Education
1100 9th Avenue PO Box 900 c/o
HNR9RHU
Seattle WA 98111
Contatar: Sandra Revesz c/o Rehab
Unit, 9th Floor
206-624-1144 ext. 4165
Ensinado como Parte do Currículo?
Educação contínua
Freqüência do Ensino: 1 vez por ano

University of Wisconsin/Milwaukee
Depto: School of Nursing-Continuing
Education & Outreach
UW-Milwaukee, PO Box 4141
Milwaukee WI 53201
Contatar: Bev Zabler, MS, RN, FNP
414-463-7950
414-534-4621

Ensinado como Parte do Currículo?
Educação contínua
Freqüência do Ensino: 1-2 vezes por
ano

Viterbo College
Depto: School of Nursing
815 9th Street
LaCrosse WI 54601
Contatar: Joan Keller Maresh, Associate Professor
608-791-0205
Ensinado como Parte do Currículo?
Como parte de um curso de enfermagem
Freqüência do Ensino: Anualmente

The Flinders University
Depto: School of Nursing-Faculty of
Health Science
PO Box 2100
Adelaide South 5051
SOUTH AUSTRALIA
Contatar: Lesley Cuthbertson, MS
08-201-3494
Freqüência do Ensino: 1-2 vezes por
ano

Flinders University of South Australia
Depto: Faculty of Health Sciences/
School of Nursing
Sturt Road
Bedford Park SA 5042
AUSTRALIA
Contatar: Amy Bartjes, Senior Lecturer
08-201-33-12
Ensinado como Parte do Currículo?
Sim
Freqüência do Ensino: 1-2 vezes por
ano

University of Alberta
Deptº: Faculty of Extension
University Extension Center, 93 University Campus NW
Edmonton AB T6G 2T4
CANADA
Contatar: Merle Martin
403-434-3858
Ensinado como Parte do Currículo?
Curso de extensão
Freqüência do Ensino: 4 vezes por ano

Edmonton Public Schools/Edmonton General Hospital
Deptº: Daily Living & Human Interest Course
1111 Jasper Avenue
Edmonton AB T6C 2C1
CANADA
Contatar: Rhonda Ashmore, Program Manager
403-479-1104
Freqüência do Ensino: Conforme pedido

The Center College for Wholistic Studies
10991-124 Street
Edmonton AB T5M 0H9
CANADA
Contatar: Shelley Winton, RN
403-454-3279
Freqüência do Ensino: 1-2 vezes por período

Mid-Island Health Education Society
513 Westview Place
Nanaimo BC V9V 1B3
CANADA
Contatar: Phyllis Coleman, RN

Ensinado como Parte do Currículo?
Opcional
Freqüência do Ensino: Varia

University of Victoria
Deptº: School of Nursing
PO Box 1700 MS 7955
Victoria BC V8W 2Y2
CANADA
Contatar: Barbara Courtney-Young, RN, BSN, Program Coordinator of Continuing Education
Ensinado como Parte do Currículo?
Não

Georgian College
Deptº: School of Continuous Learning
1 Georgian Drive
Barrie ON L4M 3X9
CANADA
Contatar: Evy Cugelman
705-737-4990
705-734-0412 H
Ensinado como Parte do Currículo?
Não
Freqüência do Ensino: 3-4 vezes por ano

Loyalist College
Deptº: Night School-Continuing Education
PO Box 4200
Belleville ON L4M 3X9
CANADA
Contatar: Donna Logan VanVleit
613-962-1004
Ensinado como Parte do Currículo?
Educação contínua
Freqüência do Ensino: 3 vezes por ano

APÊNDICE C

Peel Memorial Hospital
Deptº: Birthing Centre
20 Lunch Street
Brampton ON L6W 2Z6
CANADA
Contatar: Mary Simpson, Instructor
905-454-2688
Freqüência do Ensino: Em anda-
mento

Sault College
Deptº: Continuing Education (Nur-
sing)
Box 60
Sault St. Marie ON P6A 5L3
CANADA
Contatar: Bert Simpson
905-759-2554
Ensinado como Parte do Currículo?
Não
Freqüência do Ensino: 2 vezes por
ano

University of Toronto
Deptº: Faculty of Nursing
50 St. George Street
Toronto ON M5S 1A1
CANADA
Contatar: Diane May
905-897-8761

Penny Birrell
Ensinado como Parte do Currículo?
Sim
Freqüência do Ensino: Semestral

University of Western Ontario
Deptº: Faculty of Part-Time & Conti-
nuing Education
Room 23, Stevenson-Ianson Building
London ON N6A 5B8
CANADA
Contatar: Sara Steems, Director
519-661-3631
Ensinado como Parte do Currículo?
Educação contínua
Freqüência do Ensino: Out-nov, fev-
mar, abril-maio

Cope Foundation
Deptº: In- Service Education: Nurses/
Teachers/Assistants/Psychologists
Bonnington
Montenotte Cork Eire
IRELAND
Contatar: Leonie Smith
353-021-507131
Ensinado como Parte do Currículo?
Não
Freqüência do Ensino: 1 vez por pe-
ríodo

GLOSSÁRIO

CAMPO: Uma região na qual uma força é eficaz; a força que é exercida nessa área; uma "condição" hipotética produzida no espaço. Por exemplo, em relação ao ser humano individual:

1. Campo conceitual: Base unitiva suprafísica de todas as possibilidades de consciência do ser pessoal. Impregna o campo psicodinâmico, o campo de energia vital e o corpo físico.
2. Campo psicodinâmico: Domínio suprafísico das emoções do ser pessoal. Impregna o campo de energia vital e o corpo físico.
3. Campo de energia vital: Estado de energia suprafísico que impregna e vitaliza o corpo físico.

CAMPO DE ENERGIA HUMANO: Complexo de vários campos de energia do ser pessoal que se interpenetram, que inclui o campo eletromagnético, o campo gravitacional e forças nucleares fortes e fracas.

CAMPO DE VIDA UNIVERSAL: Caracterizado pela capacidade de reabastecer a energia viva chamada vitalidade.

CAMPO UNIVERSAL: Em princípio, campos que se estendem por todo o universo mensurável.

CENTRALIZAÇÃO: Focalizar a consciência na região do coração e experimentar esse estado num ato de tranqüilidade interior.

CHAKRA: Centro suprafísico da consciência.

DICAS: Sinais subjetivos, percebidos pelo terapeuta durante a avaliação do Toque Terapêutico, dos campos de energia do paciente.

HEMIPLEGIA: Paralisia de um lado do corpo.

GLOSSÁRIO

239

HOLOGRAMA: Uma imagem tridimensional formada pela interferência de raios de luz de uma fonte luminosa coerente; uma fotografia do padrão de interferência que, quando propriamente iluminada produz uma imagem tridimensional.

INTENCIONALIDADES: Comportamento intencional.

KANDA: Sítio suprafísico no chakra da raiz (*muladhara*, em sânscrito) de onde se originam os nádis.

KUNDALINI: Força criativa localizada de forma latente no chakra da raiz.

LIGAÇÕES QUÍMICAS: Força que une os átomos numa molécula ou cristal.

LILIA: Brincadeira ou diversão.

MANTRA: A raiz "man" (do sânscrito) significa pensar; um instrumento de pensamento; uma energia na forma de som.

METANECESSIDADES: Necessidades humanas de ordem ou injunção superior que estão além das exigidas para a sobrevivência.

NÁDIS: Circuitos de energia suprafísicos.

NEUROPEPTÍDEOS: Moléculas compostas de aminoácidos que carregam mensagens; podem causar alterações de humor, de dor e prazer.

ORDEM: Dá sentido a eventos que ocorrem no tempo e no espaço. Por exemplo (de acordo com David Bohm):
1. Ordem explicada: "Desdobrada": ordem estruturada no espaço e no tempo; "aquilo que é."
2. Ordem implicada: "Dobrada"; cada região contém uma estrutura total dobrada ou latente dentro dela; "aquilo que deve ser".

PRANA: Energia vital, que dá vida; respiração.

PRINCÍPIOS DE ORGANIZAÇÃO: Bases fundamentais subjacentes à seqüência, conjunto ou padrão de um evento ou comportamento.

SINAIS VITAIS: Indicadores biológicos característicos da vida; por exemplo, a respiração, a pulsação e a temperatura do corpo.

SISTEMA DE ENERGIA ABERTO: Com relação aos seres humanos, um corpo organizado de bioenergias que fluem constantemente para dentro, através e para fora dos sistemas biológicos.

SISTEMA NERVOSO AUTÔNOMO: Uma parte do sistema nervoso relacionada com o controle reflexo de funções corporais, como as glândulas, o tecido muscular liso e o coração.

SUPRAFÍSICO: 1. Acima. 2. Além; por exemplo, que transcende as energias físicas grosseiras para energias vitais, mais finas.

TELERRECEPTOR: Um órgão dos sentidos que recebe estímulos distantes; por exemplo, o ouvido, que pode ouvir sons que se originam a distância.

TIMO: Órgão linfóide situado na base do esterno e que produz linfócitos para a reação imunológica.

BIBLIOGRAFIA

Achterberg, J. e F. Lawlis. *Imagery Of Cancer: A Diagnostic Tool for the Process of Disease*. Champagne, IL: Institute for Personality and Ability Testing 1978.

Ader, R. (org.) *Psychoneuroimmunology*. Nova York: Academic Press. 1986.

Avalon, A. *The Serpent Power*. Madras: Ganesh & Co., 1964.

Beston, H. *The Outermost House*. Nova York: Holt, Rinehart and Winston, 1928.

Bohm, D. *Wholeness and Implicate Order*. Londres: Routledge and Kegan Paul, 1980. [*A Totalidade e a Ordem Implicada*, publicado pela Editora Cultrix, São Paulo, 1992.]

Cannon, W. *The Wisdom of the Body*. Londres: Norton, 1932.

Capra, F. *The Tao of Physics*. Berkeley: Shambhala, 1975. [*O Tao da Física*, publicado pela Editora Cultrix, São Paulo, 1980.]

Cohen, K. "External Qi Healing: The Chinese Therapeutic Touch." *Qi-The Journal of Traditional Eastern Health and Fitness*, Verão de 1993, pp. 10-17.

Govinda, A. *Creative Meditation and Multi-Dimensional Consciousness*. Wheaton, IL: The Theosophical Publishing House, 1976.

Green, E. e A. Green. *Beyond Biofeedback*. Nova York: Delacourt Press, 1977.

Karagulla, S. e D. Kunz. *The Chakras and the Human Energy Field*. Wheaton IL: Quest Books, 1989. [*Os Chakras e os Campos de Energia Humanos*, publicado pela Editora Pensamento, São Paulo, 1991.]

Krieger, D. "Therapeutic Touch: The Imprimatur of Nursing." *American Journal of Nursing*, Vol. 75, pp. 784-787.

BIBLIOGRAFIA

Krieger, D. *Therapeutic Touch: How to Use Your Hands to Help or to Heal.* Englewood Cliffs, NJ: Prentice-Hall Press, 1979.

Krieger, D. *Accepting Your Power To Heal: The Personal Practice of Therapeutic Touch.* Santa Fé: Bear & Co., 1993. [*O Toque Terapêutico*, publicado pela Editora Cultrix, São Paulo, 1995.]

Krieger, D., E. Peper, e S. Ancoli. "Searching for Evidence of Physiological Change." *American Journal of Nursing,* Vol. 79: pp. 660-662.

Krippner, S. *Human Possibilities.* Nova York: Anchor Press, 1980.

Krippner, S. e A. Vollodo. *The Realms of Healing.* Millbrae, CA: Celestial Arts, 1976.

Kunz, D. "Compassion, Rootedness and Detachment: Their Role in Healing." In *Spiritual Aspects of the Healing Arts* (Dora Kunz, org.). Wheaton, IL: Quest Books, 1985, pp. 289-305.

Kunz, D. *The Personal Aura.* Wheaton, IL: Quest Books, 1991. [*A Aura Pessoal*, publicado pela Editora Pensamento, São Paulo, 1993.]

LeShan, L. *The Medium, The Mystic And The Physicist.* Nova York: Ballantine, 1974.

Maslow, A. *Toward A Psychology Of Being.* Nova York: Van Nostrand and Reinhold, 1968.

Mutwa, C. *My People.* Tribridge, Kent: Peach Hall Works, 1969.

Pelletier, K. *Mind The Healer, Mind The Slayer: An Holistic Approach to Preventing Stress Disorders.* Nova York: Dell Co., Inc., 1977.

Peters, D., P. J. Lewis, L. Chaitow, C. Watson. "Clinical Forum: Chronic Fatigue." *Complementary Therapies in Medicine,* janeiro de 1996, Vol. 4, nº 1, pp. 31-36.

Pribram, K. "Problems Concerning the Structure of Consciousness." In *Consciousness And The Brain* (G. G. Globus et al, orgs.). Nova York: Plenum, 1976.

Sheldrake, R. *A New Science Of Life: The Hypothesis of Formative Causation.* Londres: Blond, 1981.

Schatz, A. e K. Carlson. "The Integration of Swedish Massage and Therapeutic Touch." *Massage and Bodyworks,* Primavera de 1995, pp. 51-55.

Simonton, O., S. Simonton e J. Creighton. *Getting Well Again.* Los Angeles: Jeremy Tarcher, 1978.

Tart, C. *States of Consciousness.* Nova York: EP Dutton, 1975.

Tart, C. *Open Mind, Discriminating Mind.* São Francisco: Harper & Row, 1989.

Weber, R. *Dialogues with Scientists and Saints.* Londres: Routledge and Kegan Paul, 1986. [*Diálogos com Cientistas e Sábios,* publicado pela Editora Cultrix, São Paulo, 1988.]

Wilber, K. *The Atman Project: A Transpersonal View of Human Development.* Wheaton, IL: Theosophical Publishing House, 1980.

O TOQUE TERAPÊUTICO
Versão moderna da antiga técnica de imposição das mãos

Dolores Krieger

Desde 1972, Dolores Krieger vem ensinando a técnica do Toque Terapêutico para milhares de profissionais da saúde em todo o mundo. Agora, neste seu livro, ela mostra como dominar essa poderosa prática energética de cura. A dra. Krieger acentua que, embora não se trate de uma "cura milagrosa", está provado que o Toque Terapêutico é seguro e útil no tratamento de uma grande variedade de doenças.

A autora incentiva ainda o leitor a reconhecer suas habilidades inatas para curar e propõe a prática de exercícios experimentais, ensinando as técnicas básicas deste novo método. O milagre, se há algum, é que assim todos podem participar do processo de cura e ajudar seus amigos, associações, familiares, e até mesmo os animais de estimação, a sentir-se melhor.

* * *

"A dra. Dolores Krieger está levantando uma grande celeuma na medicina moderna e o seu trabalho é muito importante para a restauração do processo de cura como ele deve ser. O mais importante é que ela foi além da ciência, em vez de contorná-la. Há anos venho admirando sua coragem e visão. É chegado o momento de todos se informarem acerca dessas suas magníficas descobertas."

Larry Dossey, M.D., autor de *Space, Time & Medicine* e de *Recovering the Soul*
[*Reencontro com a Alma*, publicado pela Editora Cultrix.]

"Este é um livro excitante e maravilhoso. Dolores Krieger, que fez mais do que qualquer outra pessoa para tornar a cura energética um processo confiável na abordagem de problemas de saúde, escreveu um livro claro e muito fácil de ler sobre o método... Ela devolveu um antigo instrumento de cura para o mundo moderno, o que constitui uma grande dádiva para todos."

Larry LeShan, Ph.D., autor de *The Medium, the Mystic and the Physicist*.

EDITORA CULTRIX

AS MÃOS
COMO USÁ-LAS PARA AJUDAR OU CURAR

Dolores Krieger

Seja para aliviar uma dor de cabeça, curar uma cãibra, acalmar um bebê chorão ou amenizar qualquer tipo de dor, este livro mostra como você pode usar as mãos para ajudar ou curar alguém que esteja doente.

A dra. Krieger descreve os quatro estágios do toque terapêutico e nos ensina como perceber quando uma pessoa está doente, como localizar o foco da dor e como estimular o poder de recuperação da pessoa doente. Com descrições minuciosas das mudanças que ocorrem na temperatura do corpo, nos níveis de consciência e na fisiologia do doente durante o toque terapêutico, este livro ajuda você a conhecer o seu poder de curar e a aprimorá-lo cada vez mais.

As Mãos - Como Usá-las para Ajudar ou Curar resgata uma técnica simples do passado e mostra como você pode tornar-se parte integrante do seu processo de cura ou da cura das pessoas que o procuram com o intuito de aliviar seus males ou resolver seus problemas.

EDITORA CULTRIX

TOCAR – terapia do corpo e psicologia profunda

Deldon Anne McNeely

A psicologia profunda e a terapia do corpo buscam, de modos diferentes, estabelecer um diálogo entre o consciente e o inconsciente. A psicologia profunda – que inclui as terapias psicanalíticas tradicionais e a psicologia analítica de Jung – tem se concentrado, desde o começo, na mente. Na terapia do corpo, a ênfase é dada à expressão somática dos problemas emocionais ou dos complexos.

Tocar revela o modo como essas disciplinas, ambas voltadas para a recuperação de uma psique humana enferma, podem integrar-se na prática.

Único no gênero, este livro aborda a união entre as pessoas, o parentesco, Eros, o poder terapêutico do toque – tanto através da mente como através do corpo.

Esses valores, orientados para a criação, revigorantes, tradicionalmente femininos, muitas vezes ofuscados ou esquecidos pela cultura ocidental, são aqui recolocados no lugar que lhes é devido.

São os seguintes os temas abordados neste livro:

As origens psicológicas da psicologia profunda
A terapia do corpo numa perspectiva histórica
A contribuição dos movimentos da dança
Terapia do corpo e tipologia junguiana
A significação do toque
Terapia do corpo e interpretação dos sonhos
Toque e treinamento analítico
A recompensa na psicoterapia
Toque e transferência

O autor, Deldon Anne McNeely, Ph. D., é analista junguiano radicado em Lynchburg, Virginia. Doutor em psicologia clínica, é diplomado em psicologia analítica pela Inter-Regional Society of Jungian Analysts.

EDITORA CULTRIX

O SEU PODER DE CURAR

**Um guia prático e pormenorizado
para canalizar as energias de cura**

Jack Angelo

O Seu Poder de Curar é um curso prático, passo a passo, para as pessoas que querem despertar e desenvolver o dom de curar. Escrito por um dos mais respeitados agentes de cura espiritual da Inglaterra, ele inclui:

- Exercícios para ajudar a desenvolver a compreensão do corpo humano e a trabalhar com suas energias;
- Explicações sobre a natureza das doenças e sobre o papel da mente e das emoções na cura;
- Instruções detalhadas sobre como curar os outros e como dirigir uma clínica de cura.

Este manual, fartamente ilustrado e de fácil compreensão, pode ser usado como livro de consulta ou como texto para cursos que versem sobre a arte de curar.

* * *

O autor, Jack Angelo, dirige uma clínica de cura e aconselhamento em Gwent, no sul do País de Gales. É instrutor da Federação Nacional de Agentes de Cura Espiritual e dá cursos em seu país e no exterior.

EDITORA CULTRIX

UM GUIA ENERGÉTICO PARA OS CHAKRAS E AS CORES

Ambika Wauters

Ambika Wauters é uma conhecida psicoterapeuta e agente de cura. Seu livro baseia-se nos seminários que organiza tendo como tema os chakras e o modo como esse centros de energia são fundamentais para a saúde, a totalidade e a criatividade do ser humano.

Nas várias partes desta obra, a autora explica as técnicas que usa para trabalhar com as energias sutis dos chakras, de modo que o leitor passe a usá-las com vistas a adquirir um conhecimento mais profundo da própria personalidade. Ela ensina ainda a lidar com os bloqueios emocionais e com os padrões negativos, mostrando como se pode sair dessa verdadeira sombra de pessimismo com um temperamento positivo, saudável e cheio de entusiasmo pela vida.

Estão incluídos nesta obra exercícios de respiração e de movimentos, massagens e meditações com as cores, revelando ainda de que modo o trabalho com os aspectos emocionais dos chakras constitui a verdadeira chave do crescimento pessoal.

O livro de Ambika é um guia inspirador para as pessoas interessadas em auto-ajuda, em crescimento espiritual e numa abordagem da vida mais voltada para o próprio interior.

EDITORA CULTRIX

VISUALIZE A SUA CURA

Anita Moraes

Quem somos nós? O livro de Anita Moraes nos oferece roteiros de viagens através do inconsciente e, como uma aventura sensível e cheia de contrastes, vai nos descortinando paisagens interiores e nos mobilizando para a grande realização do autoconhecimento.

Seu livro é um fascinante roteiro de visualizações e um dos mais completos guias de imagens encontrados até hoje, que você pode utilizar no consultório, como médico ou psicoterapeuta (independentemente de sua linha de trabalho), ou mesmo para si próprio e para seus entes queridos.

Inspirado de uma forma curiosa, devido a fatores que a autora chama de "uma estranha combinação de estudo com o sofrimento humano", *Visualize a sua Cura* dá a você a oportunidade de mergulhar fundo dentro de si mesmo, resgatando o seu rico e precioso potencial adormecido e tornando sua vida mais proveitosa e feliz.

A autora, psicoterapeuta de raízes junguianas, dedica-se a pesquisas em hipnoterapia avançada (com especialistas da Fundação Milton Erickson, de Phoenix, Arizona), de que faz parte a visualização. Sempre mesclando conhecimento, simplicidade e compaixão, ela ensina-nos a seguir uma trilha que leva à saudável interação entre mente e corpo.

Sem dúvida, esta obra é destinada a ensinar a você, profissional ou leigo, a arte de transformar o veneno em remédio, o sintoma em sinal de cura e a emoção bloqueada em recurso criativo.

CULTRIX/PENSAMENTO

CURA ENERGÉTICA
Cura Prânica e por Visualização

Silvio Camargo

CURA PRÂNICA

A cura prânica é feita com as mãos, sem se tocar a pessoa. É uma técnica rápida e poderosa que atua, basicamente, através da remoção do prana ou ki (energia vital) onde houver excesso, e de energização onde houver falta. Isto, por si só, cura e promove o restabelecimento do equilíbrio físico e/ou psicológico. É uma técnica simples, acessível, eficaz e fácil de ser empregada por qualquer pessoa, não havendo necessidade que esta tenha poderes paranormais, mediúnicos ou espirituais.

CURA POR VISUALIZAÇÃO

O uso de imagens na cura de distúrbios orgânicos perde-se no tempo. Se estou doente e, utilizando procedimentos corretos, mentalizo um estado de saúde, serei capaz de romper o círculo vicioso da doença. Muito interessante é que podemos mentalizar saúde não só para nós mesmos (autocura), mas também para o outro. É nisso que se baseiam as "cirurgias espirituais sem incisão". Através do uso de imagens, podemos retirar "formas de pensamento" negativas, que mantêm uma pessoa doente, e introduzir "formas de pensamento" positivas, que lhe darão forças para lutar.

* * *

Sobre o autor: *Fisioterapeuta formado pela Universidade de São Paulo, Silvio Camargo é, há anos, um estudioso das práticas de cura energética, sendo hoje um dos maiores conhecedores desse assunto entre nós.*

EDITORA PENSAMENTO